AF310371

LES ACTUALITÉS MÉDICALES

Le Canal Vagino-Péritonéal

Le Canal Vagino-Péritonéal

DIAGNOSTIC ET TRAITEMENT

DE LA HERNIE INGUINALE
ET DES HYDROCÈLES CONGÉNITALES,
DE L'ECTOPIE TESTICULAIRE

PAR

Le Dʳ P. VILLEMIN

Chirurgien des Hôpitaux de Paris

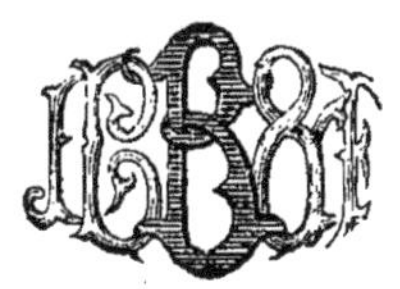

PARIS

LIBRAIRIE J.-B. BAILLIÈRE ET FILS

19, RUE HAUTEFEUILLE, 19

1904

LE

CANAL VAGINO-PÉRITONÉAL

INTRODUCTION

La région inguino-scrotale est le siège fréquent d'une série d'affections chirurgicales que trois points de vue, bien divers au premier abord, rapprochent singulièrement : la pathogénie, le diagnostic et le traitement. Toutes dépendent d'une irrégularité de développement, la persistance du conduit vagino-péritonéal, avec ou sans migration incomplète du testicule ; toutes prêtent à confusion, étant donnés leur siège commun, certains caractères de réductibilité tantôt vraie, tantôt fausse, et surtout la coexistence de plusieurs de ces affections simultanées, car le vice de conformation favorise l'apparition des unes aussi bien que des autres ; enfin, toutes sont justiciables du même traitement, le seul qui permette de reconstituer l'état normal, de rectifier et de compléter l'évolution des organes arrêtée à des degrés variables.

En se plaçant au point de vue pratique, on peut dire que si, d'une part, leur origine congénitale en fait le plus souvent (mais pas toujours) l'apanage de l'enfance et de l'adolescence, ce qui restreint les causes d'erreur, de l'autre, la coexistence fréquente de plusieurs des affections envisagées ici en rend le diagnostic singulièrement plus délicat.

Quelques exemples feront mieux saisir notre pensée. Le canal vagino-péritonéal reste entièrement perméable : c'est, à échéance variable, l'apparition de la hernie inguinale congénitale, de l'hydrocèle communicante ; le canal vagino-péritonéal est en partie oblitéré : c'est l'hydrocèle enkystée du cordon et, au-

dessus d'elle, la hernie funiculaire ; le canal vagino-
péritonéal est imparfaitement descendu, ainsi que le
testicule dont il suit la migration : c'est l'ectopie avec
la hernie presque obligatoire. Dans tous ces cas, au
point de vue clinique, c'est toujours une tumeur
siégeant au niveau du cordon, tantôt haute, tantôt
basse, et dans laquelle il faudra trouver les caractères
propres à en déterminer la nature. Enfin, l'idée direc-
trice de toute thérapeutique découle de la présence
d'un sac péritonéal, contenant ou appelé à contenir
une anse herniée ; c'est la cure radicale qui s'impose
dans tous les cas comme opération principale (hernies
congénitales diverses), ou complémentaire (ectopie
testiculaire, kyste du cordon).

Les points de contact de ces malformations sont
tellement nombreux qu'il y a tout intérêt à ne pas les
séparer, quand l'origine, la pathogénie, la topogra-
phie et le traitement les rapprochent d'une manière
si indiscutable. C'est ce qui nous a engagé à présenter
une sorte de sémiologie des tumeurs funiculaires
sous les trois chapitres principaux de la hernie inguinale congénitale, de l'hydrocèle communicante et
enkystée, de l'ectopie testiculaire.

L'étude qui va suivre est le fruit d'observations
assez nombreuses que nous avons pu faire pendant
cinq années à l'hôpital des Enfants-Malades, grâce à
notre éminent Maître le professeur Lannelongue, qui
a bien voulu nous y confier les fonctions d'assistant,
ce dont nous lui serons toujours bien reconnaissant.
Elles ont porté sur 467 opérations de hernies, 62 de
kystes du cordon et 139 d'ectopies testiculaires.
D'autres chirurgiens ont à leur actif une quantité
certainement plus considérable de faits. Les chiffres
que nous venons d'indiquer nous permettent simplement de supposer que le nombre des variétés anatomiques ou cliniques ayant pu échapper à notre observation a dû être fort peu important.

I. — LE CANAL VAGINO-PÉRITONÉAL

Sans vouloir entrer dans des considérations anatomiques qui ne sont point de mise dans une mono-
graphie devant rester sur le terrain clinique et
pratique avant tout, nous ne pouvons décrire les
conséquences pathologiques de la persistance du
conduit vagino-péritonéal sans en fournir succinctement une idée.

C'est Chassaignac qui a donné le nom de *canal
vagino-péritonéal* à ce conduit séreux dépendant du
péritoine.

Au commencement du troisième mois de la vie
intra-utérine, à l'endroit où le gubernaculum testis
pénètre dans la paroi abdominale, se trouve en avant
de lui une petite dépression superficielle, première
indication du processus vaginalis. A quatre mois, ce
dernier est devenu un peu plus profond, mais l'orifice extérieur du canal inguinal n'existe pas encore.
A cinq mois, le prolongement vaginal a environ 1 mil-
limètre de profondeur et arrive en dehors jusqu'au
muscle oblique interne. Jusqu'à la fin du sixième mois,
la dépression du péritoine est longue de 3 millimètres
et demi. Au septième mois, le cul-de-sac arrive au
niveau du tendon du grand oblique. Puis peu à peu il
s'élargit, s'enfonce et pointe entre les piliers de
l'anneau extérieur.

Nous ne nous attarderons pas à discuter la cause de
la formation de la dépression séreuse et de la migration testiculaire qui l'accompagne ; les deux phénomènes sont connexes, les deux organes s'avancent en
même temps. La vaginale est-elle préformée dans

l'ectopie et, si elle descend plus bas que le testicule, est-ce dû à la présence du liquide ou d'une anse intestinale? Peu importe. Est-ce le gubernaculum testis, auquel on a peut-être fait beaucoup d'honneur en lui attribuant un rôle si important, qui entraîne avec lui dans son raccourcissement physiologique le péritoine inguinal auquel il adhère en même temps que le testicule auquel il s'attache? Est-ce, au contraire, sous la poussée active résultant du développement de son artère spermatique que le testicule accomplit cette migration dont le mécanisme est si obscur pour nous, idée que semble justifier l'atrophie par insuffisance de nutrition de tout testicule en ectopie? La chose ne présente aucun intérêt au point de vue des considérations qui vont suivre.

Quoi qu'il en soit, sitôt après la naissance, le canal vagino-péritonéal s'oblitère par fusion de ses parois, du côté gauche d'abord. Dans le cours du premier mois, quelquefois plus tôt, il n'y a déjà plus de communication avec la grande cavité abdominale. Ces modifications sont spéciales à l'homme et au chimpanzé d'Afrique; chez tous les autres mammifères, le canal vagino-péritonéal persiste toute la vie; l'attitude bipède est peut-être pour quelque chose dans cette particularité.

Lorsqu'il est complet, lorsqu'il y a absence totale d'oblitération, le canal vagino-péritonéal affecte les dispositions suivantes : il débute par un repli péritonéal en croissant, transversal dans la fosse iliaque, en arrière de l'arcade crurale, notablement au-dessous du niveau de l'orifice interne du canal inguinal ; ce repli regarde en arrière et en bas, est appliqué sur le péritoine iliaque, de sorte que l'abouchement du canal vagino-péritonéal dans l'abdomen se présente sous la forme d'une fente linéaire. Le conduit qui lui fait suite se coude au niveau de l'artère épigastrique pour prendre la direction du trajet inguinal ; il présente dans son parcours trois dilatations (fig. 1) : l'une, infundibuliforme, sous le pli rétro-inguinal ; une seconde, ovoïde, dans le canal inguinal, entre les deux orifices ; une troisième, sacciforme, dans les bourses, se continuant sans ligne de démarcation avec la tunique vaginale. Il en résulte trois portions rétrécies, en forme de conduit cylindrique ou de diaphragme d'optique, à l'embouchure du canal derrière l'arcade, à l'orifice interne du canal inguinal et le dernier à l'anneau externe que forme le grand oblique. Souvent un quatrième établit la limite entre la tunique vaginale et le canal vaginopéritonéal, celui-là ordinairement en forme de diaphragme réduit à un orifice difficile à trouver.

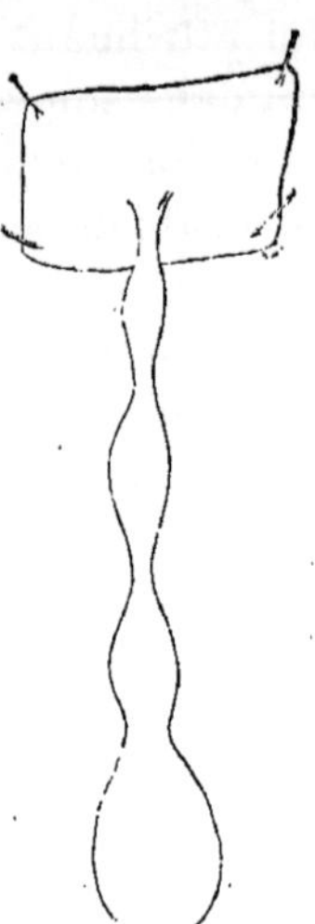

Fig. 1. — Les trois dilatations et les trois rétrécissements du canal vagino - périto - néal (1).

Au point de vue topographique, le canal vagino-péritonéal fait partie du cordon dans la tunique fibreuse duquel il est contenu ; il y est plus superficiellement placé que les autres éléments du cordon, au-dessus et un peu en avant d'eux dans le trajet inguinal, en avant au niveau du pli de l'aine, en avant et un peu en dehors au niveau des bourses.

Telle est la disposition de cette anomalie congénitale lorsqu'elle atteint son summum de perfection. Mais d'innombrables variétés peuvent en modifier

(1) Toutes les figures intercalées dans le texte sont schématiques. Elles n'ont d'autre but que de corriger les obscurités du texte.

l'aspect. D'abord le canal vagino-péritonéal, tout en étant complet, au lieu d'être large et bien calibré, peut être étroit, tortueux, alternativement dilaté et rétréci. Mais surtout une ébauche d'évolution naturelle, c'est-à-dire des oblitérations partielles ou complètes peuvent se faire à des niveaux variables et, par suite, donner naissance à des dispositions anatomiques nombreuses.

' L'oblitération peut se faire en bas, le canal restant perméable en haut. Lorsqu'elle existe au niveau de l'abouchement du canal avec la vaginale testiculaire, il n'y a plus que la portion *funiculaire* qui soit ouverte du côté du péritoine et, par suite, tout viscère ou tout épanchement qui y descendra prendra le même qualificatif, *hernie funiculaire, hydrocèle funiculaire*. Située plus haut, au niveau de l'anneau inguinal externe, l'oblitération ne laissera plus subsister qu'un prolongement interstitiel, amorce de la hernie qui porte le même nom. Enfin, lorsqu'il ne reste que la fossette qui surmonte le pli rétro-inguinal, il se forme éventuellement un sac propéritonéal sur lequel nous aurons à revenir.

L'oblitération peut se faire en haut, le canal restant perméable en bas. Les portions persistantes sont l'origine de kystes à variétés multiples suivant le siège de la fermeture du canal vagino-péritonéal, sans compter que, une portion du même canal pouvant rester communicante en haut avec le péritoine, des hernies peuvent se superposer à ces kystes, éventualité essentiellement fréquente en clinique, et affecter avec eux des rapports dont le diagnostic aura à démêler les variétés.

L'oblitération portant à la fois en haut et en bas, laissant perméable le canal intermédiaire, suggère des considérations de même ordre, et celle qui s'opère par places, en de multiples endroits, crée un chapelet de dilatations kystiques qui s'échelonnent sur une longueur variable du canal vagino-péritonéal.

Enfin, lorsque l'oblitération est complète, il existe un cordon plein, de nature fibreuse, au lieu et place du canal vagino-péritonéal, cordon signalé depuis longtemps par J. Cloquet. C'est alors l'état normal qui se rencontre chez la moitié des enfants à la naissance (Féré); mais, à mesure que l'on examine des sujets plus âgés, le pourcentage de la perméabilité diminue et tombe à 15 p. 100 environ (Ramonède). Cette perméabilité est d'ailleurs toujours plus fréquente à droite qu'à gauche, et dans le sexe masculin que dans le sexe féminin.

II. — LES HERNIES INGUINALES CONGÉNITALES

1. — VARIÉTÉS.

Ce paragraphe préliminaire sur le canal vagino-péritonéal nous oblige à commencer l'étude de la hernie inguinale congénitale par quelques brèves considérations anatomo-pathologiques. Ce sont les dispositions variables du sac séreux congénital qui commandent la classification de ces hernies.

Hernie vagino-péritonéale complète. — A la persistance du canal vagino-péritonéal intégrale correspond la hernie vagino-péritonéale complète (fig. 2) ; elle est encore appelée *testiculaire*, parce que l'intestin descend jusqu'au contact du testicule. La partie la plus déclive renferme la glande séminale et son épididyme ; la région moyenne du sac présente les points rétrécis dont nous avons parlé et qui traduisent la tendance, insuffisante d'ailleurs, à l'oblitération. Le collet fait par un de ces rétrécissements se trouve ordinairement au niveau de l'anneau inguinal interne, mais les ébauches de diaphragmes étagés plus bas donnent souvent au canal vagino-péritonéal la disposition d'un sac à collets multiples. Le cas le plus simple est celui du canal·en bissac, en sablier, avec un renflement scrotal et un inguinal, séparés par un rétrécissement

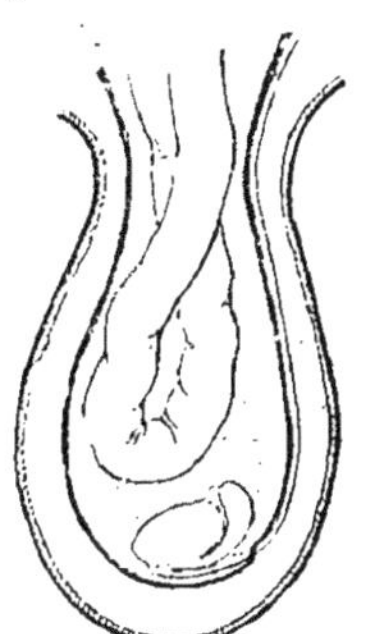

Fig. 2. — Hernie vagino-péritonéale complète.

au niveau de l'anneau inguinal externe. Dans d'autres
circonstances, on rencontre un vrai diaphragme percé
d'un orifice assez large, ou bien des plicatures de la
séreuse qui gênent la réduction de la hernie, surtout
de ses portions épiploïques.

Sauf le cas d'inversion, où le cordon testiculaire est
en avant de la hernie, ce dernier se trouve au-dessous
et un peu en arrière dans la partie supérieure, directement en arrière dans la partie inférieure. Les
éléments du cordon se ramassent en un ruban aplati
qui fait saillie dans le canal vagino-péritonéal, quelquefois au point d'y pénétrer en se coiffant de la
séreuse, et qui semble se rattacher aux parties voi-
sines par un méso. Le tout est enveloppé de la
tunique fibreuse.

Hernie vagino-péritonéale funiculaire. — Le canal
séreux n'a plus de communication avec la vaginale
testiculaire, ou n'en a plus qu'une tellement étroite

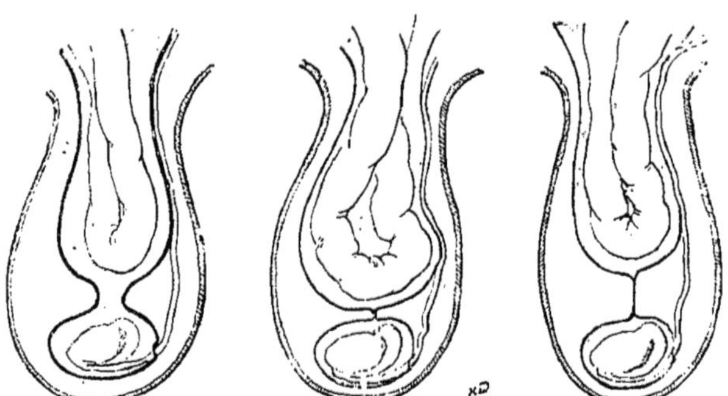

Fig. 3. — Hernie vagino-
    péritonéale funiculaire
    communiquant encore
    avec la vaginale.

Fig. 4 et 5. — Hernies vagino-
    péritonéales funiculaires.

que la hernie reste toujours funiculaire jusqu'au
moment où elle s'étrangle sur ce diaphragme (fig. 3).
Le double adossement séreux est parfois si mince

qu'il peut se rompre et devenir également un agént d'étranglement (fig. 4).

Mais, d'habitude, les deux cavités séreuses laissent entre elles un intervalle variable où subsiste un cordon fibreux, vestige de leur communication primitive (fig. 5); des rétrécissements annulaires ou simplement valvulaires se remarquent fréquemment sur la paroi interne du sac, tandis que, sur sa face externe, les éléments du cordon adhèrent intimement.

Telles sont les variétés de hernies inguinales congénitales que nous allons étudier au point de vue clinique : les vagino-péritonéales complètes, favorisées par la persistance d'un canal vagino-péritonéal entier, perméable dans tout son trajet ; les vagino-péritonéales funiculaires, conséquence d'un canal vaginopéritonéal incomplet, en partie oblitéré. Ce sont d'ailleurs les hernies congénitales communes, les premières peut-être un peu moins que les secondes (4 fois sur 10, tandis que les funiculaires se rencontrent 6 fois sur 10 environ).

Autres formes cliniques. — A côté d'elles, il y a des formes rares, qu'on doit connaître, car, au cours des opérations, il faut compter avec les surprises, mais dont il n'existe que quelques cas dans la science : ce sont, d'une part, les *hernies enkystées de la vaginale*, de l'autre, les variétés dites *inguino-superficielles*, *inguino-interstitielles* et *inguino-propéritonéales*. Les hernies enkystées de la vaginale ont, avec l'hydrocèle vaginale, des connexions si intimes que nous croyons devoir en rejeter l'étude après celle des épanchements dans cette séreuse. Les autres, qu'il y a tout avantage, pour la clarté du sujet, à réunir en un même groupe de hernies, dont les sacs se développent en avant de la paroi abdominale, dans cette paroi ou en arrière de cette paroi, se compliquent très souvent (on pourrait dire presque toujours) d'ectopie testiculaire ; elles ne sauraient donc être étudiées avec fruit qu'après la description de l'ectopie, laquelle entre comme un facteur important dans leur formation.

2. — CONTENU DES HERNIES INGUINALES CONGÉNITALES.

Mais, au préalable, une première étude s'impose : c'est celle du contenu de la hernie. Habituellement on y trouve une anse de l'intestin grêle, plusieurs si le sac est volumineux. La question de l'épiploon a été traitée d'une manière trop absolue : on a dit qu'on ne le rencontrait que chez l'adulte, la brièveté du tablier épiploïque chez l'enfant ne lui permettant pas de descendre jusqu'au pli inguinal. Ainsi formulée, la proposition n'est pas exacte. L'épiploon se rencontre parfaitement dans les hernies, même des tout jeunes enfants ; seulement il s'y trouve moins souvent que chez l'adulte, sans qu'on puisse établir les proportions de cette fréquence, car il existe une cause d'erreur facile à comprendre. L'adulte porteur d'une hernie relativement ancienne, soumise à toutes sortes de traumatismes, a souvent passé par des accidents de péritonite herniaire auxquels l'épiploon est encore plus sensible que l'intestin et qui l'ont fixé au sac par des adhérences ; à l'ouverture de ce sac, on l'y rencontre et il ne saurait échapper à la première investigation du contenu. Chez l'enfant, au contraire, la finesse de l'épiploon rend la constatation de sa présence presque impossible à l'examen clinique, et, lorsqu'on pratique la cure radicale, le sac est presque toujours vide.

Les hernies du gros intestin, cæcum et S iliaque, de la trompe et de l'ovaire sont presque spéciales aux formes congénitales, et en particulier l'apanage de l'enfance. L'S iliaque, moins communément hernié.

possédant un ample méso, se comporte comme une anse d'intestin grêle et se recouvre d'un sac complet. La sortie du cæcum avec ou sans appendice est plus fréquente ; d'ailleurs, on peut observer toutes les combinaisons : cæcum seul, appendice seul, cæcum et dernière portion de l'iléon, adjonction d'une autre anse grêle, de l'épiploon, etc. Le plus souvent, même, l'épiploon et l'iléon constituent la plus grosse part de la hernie et il y a tout lieu de supposer qu'ils sont descendus les premiers en date et que le cæcum n'a fait que les suivre secondairement. Ce sont donc des hernies volumineuses.

La question des enveloppes est maintenant élucidée : le sac complet est la règle, parce que l'enveloppement entier du cæcum par le péritoine est la règle. Le sac incomplet est l'exception ; dans ce dernier cas, il est latéralement placé en avant et en dedans de la hernie, tandis que, d'autre part, des adhérences charnues naturelles, comme les appelait Scarpa, rattachent le cæcum au tissu cellulaire iliaque dans lequel l'organe est descendu par glissement. D'autres adhérences, mais celles-ci d'ordre pathologique, sont autrement communes, puisqu'elles se rencontrent dans un tiers des cas ; elles résultent de poussées inflammatoires dont le fond du cæcum, et surtout l'appendice, ont été le siège (l'appendicite intrasacculaire n'est pas d'une excessive rareté) et qui ont pu donner naissance à des adhérences assez tenaces pour retourner le sac en doigt de gant, au moment de la réduction.

L'existence du canal de Nück a été niée ; elle n'est point contestable. Ce conduit séreux accompagne le ligament rond dans le trajet inguinal, tout comme le canal vagino-péritonéal suit le cordon testiculaire. Il subit un travail d'oblitération qui, commençant le sixième ou septième mois, est fini à la naissance. Il subsiste sur un cinquième des sujets âgés de moins de douze ans, est plus fréquent à droite, double quelquefois, offre les mêmes dilatations étagées entre les mêmes rétrécissements que dans le sexe masculin, et jouit à son entrée d'un repli valvulaire qui explique la formation de la hernie propéritonéale.

Ajoutons, pour compléter l'analogie, qu'on y remarque un ligament de Cloquet, qu'il existe des kystes du canal de Nück, compliqués ou non de hernie, une hernie enkystée de la grande lèvre, une hernie en bissac formée d'un renflement interstitiel et d'un autre dans la grande lèvre, que l'intestin et l'épiploon sont les hôtes habituels du canal, mais que leur facile réductibilité chez l'enfant fait que le sac est presque toujours vide.

Malgré la similitude de conformation, il s'en faut que la hernie inguinale congénitale soit aussi commune chez la fille que chez le garçon ; elle se voit dix fois moins souvent ; les vices de migration testiculaire dans le sexe masculin sont d'ailleurs pour quelque chose dans cette différence.

Mais ce qu'il y a de spécial au canal de Nück, ce sont les hernies de la trompe et de l'ovaire, qui s'y rencontrent séparément ou réunies, à droite plus souvent qu'à gauche. Quelquefois la hernie ovarique est double, mais elle coexiste alors avec des anomalies des organes génitaux : utérus bicorne, atrophique ou absent. L'ovaire est normal ou pathologique, sclérokystique ordinairement.

3. — SYMPTÔMES DE LA HERNIE INGUINALE CONGÉNITALE.

Commençons par mettre le lecteur en garde contre les erreurs d'interprétation du mot *congénital*. Il s'applique en l'espèce à la pathogénie de ces hernies et non à l'époque de leur apparition ; il se rapporte au vice de conformation dont dépend la sortie des viscères et ne signifie nullement que celle-ci s'est produite au moment même de la naissance. Ce qui est congénital, c'est le sac préformé, c'est le canal ouvert ; la hernie peut apparaître tôt ou tard, quelquefois même très tard, elle n'en conserve pas moins le qualificatif de *congénitale*.

Nous ne nous attarderons pas à décrire les symptômes cardinaux de la hernie inguinale : tumeur molle, réductible, sonore à la percussion, apparaissant ou rendue plus volumineuse par la toux, les efforts, s'engageant par l'anneau inguinal superficiel dans les bourses ou les grandes lèvres, etc.

Ce qui offre plus d'intérêt, ce sont les aspects cliniques variés qu'elle présente suivant l'âge des sujets.

Enfant qui vient de naître. — Chez l'enfant qui vient de naître, elle se montre d'emblée volumineuse. Elle répond à une malformation franche d'un canal vagino-péritonéal vaste qui, au premier cri de l'enfant, se laisse envahir par les anses intestinales. Elle est relativement considérable, distend le scrotum qui semble absorber à son profit la peau de la verge, tandis que le pénis disparaît dans la profondeur ; elle envahit la bourse du côté opposé et refoule en haut le testicule, même s'il avait accompli sa migration normale. L'abdomen, comme effondré au niveau du canal inguinal, se continue directement avec le contenu du sac herniaire ; il n'y a pour ainsi dire aucun rétrécissement appréciable à la base de la hernie.

Si l'on saisit le moment où l'enfant exécute une profonde inspiration avant de crier avec plus d'énergie, on réduit presque toujours en totalité et d'un seul coup la masse herniée avec le classique bruit de gargouillement. Le sac étant vide, on peut alors se livrer à l'examen du testicule ; on peut, en refoulant le fond de ce sac avec l'index qui s'en coiffe, engager le doigt dans le canal inguinal. L'index sent alors, par son extrémité digitale, l'impulsion des anses intestinales qui cherchent à sortir ; par sa pulpe, il apprécie les dimensions du canal, la résistance des piliers, jusqu'à un certain point leur forme, la saillie de l'arcade fémorale, etc.

Là ne doit pas se borner l'examen ; il portera aussi sur l'anneau du côté opposé. A côté des malformations doubles, il y a celles qui, très marquées à droite par exemple, ne sont qu'à l'état rudimentaire à gauche ; les mêmes explorations en rendront compte. En passant, il sera bon de voir si l'ombilic est bien oblitéré, si la ligne blanche est solide, si les muscles droits et obliques ne laissent pas entre eux une large marge aponévrotique qui fait apparaître le ventre à triple saillie, classique depuis Malgaigne. Le pronostic de la hernie et le succès de la cure opératoire dépendent de cet état de choses, qu'il faut éclaircir dès le premier examen ; il est superflu de dire qu'une hernie unique dépendant d'un abdomen bien fermé d'autre part guérira dans de bonnes conditions par la cure radicale, tandis que toute tentative opératoire sur les anneaux d'une cavité abdominale qui cède de tous côtés est vouée d'avance à un échec complet.

Les signes fonctionnels sont nuls ou à peu près. Rares sont les enfants que l'on voit souffrir de ces hernies habituellement volumineuses.

Enfant ayant franchi le premier âge. — Lorsqu'il s'agit d'enfants qui ont franchi le premier âge, la hernie, tout en étant congénitale d'origine par son sac préformé, peut apparaître un temps variable après la naissance. Elle cadre, par conséquent, avec un canal vagino-péritonéal moins large, moins béant, qui a dû se laisser forcer un peu par les viscères ; les cris, les efforts ont dû se répéter avant de créer une place suffisante à l'intestin engagé. Par suite, la hernie ne s'est pas montrée dès la naissance ; de plus, elle est moins volumineuse que celle des tout jeunes enfants ; enfin elle est intermittente. Nous voulons entendre par ce mot que le sac, difficile à apprécier au palper à cause de sa minceur, ne contient pas constamment les viscères. Il est presque de règle que, dans le décubitus dorsal, rien n'apparaît à la région inguinale ; il est même fréquent d'observer l'absence de toute tuméfaction dans la matinée ; ce n'est qu'avec la marche, la fatigue, quand arrive la seconde moitié de la journée, que se montre peu à peu la hernie ; elle atteint alors son plus grand volume le soir. C'est aussi à ce moment que le hernieux éprouve à leur maximum les inconvénients plus ou moins pénibles de son infirmité. Ce sont tantôt des crises de douleurs aiguës avec nausées, irradiations pénibles dans les testicules, tantôt des coliques sourdes qui entraînent de l'inappétence, de la diarrhée, toutes conséquences d'un sac plus étroit que chez les tout jeunes enfants et dans lequel l'intestin ne s'engage qu'en forçant contre les parois qui l'enserrent.

Adolescent, adulte.—Chez l'adolescent, chez l'adulte, la hernie inguinale congénitale fait son apparition à une époque variable. A l'interrogatoire de ces malades, on peut reconnaître qu'ils ont toujours eu le canal vaginopéritonéal apte à recevoir la hernie, que des circonstances fortuites récentes ont seulement rendue manifeste. Les uns ont eu une hernie pendant leur enfance, hernie consciencieusement traitée par l'application d'un bandage, lequel a été abandonné soit par lassitude, soit qu'on ait supposé la guérison obtenue. Nous aurons à discuter, au chapitre du traitement, cette question si controversée de la cure par les bandages et à faire justice de ces illusions que les parents tiennent à conserver parfois contre l'évidence.

Quoi qu'il en soit, l'enfant a guéri en apparence ; mais, devenu homme, et alors adonné à des travaux manuels ou aux pratiques des sports, ou encore assujetti aux fatigues de la vie militaire, brusquement il voit réapparaître sa hernie. Or, cette dernière a toujours son sac préformé et, d'emblée ou en peu de jours, elle descend jusqu'au fond ; quelquefois même, à la première descente de l'intestin, l'étranglement se produit, pour peu que certains diaphragmes l'enserrent énergiquement. D'autres fois, le canal vagino-péritonéal n'avait pas des dimensions telles que la hernie pût se montrer sous la poussée des faibles efforts dont un enfant est capable. Avec les progrès du développement musculaire, le canal se laisse pénétrer par une hernie qui, au point de vue pathogénique, participe à la fois des hernies congénitales et des hernies de force. Chez d'autres individus, la hernie a été longtemps petite, indolore et, par suite, méconnue ; une des circonstances dont nous avons parlé plus haut a suffi pour attirer sur elle l'attention du sujet.

Les caractères physiques ne diffèrent en rien de ceux d'une hernie quelconque, et nous aurons, à propos du diagnostic, l'occasion de chercher à reconnaître comment il est possible de préjuger de sa nature congénitale.

Les complications sont les mêmes, mais avec une accentuation dans la gravité qui lui est spéciale. L'étranglement est notablement plus rare chez les enfants que chez les adultes ; chez les premiers, il est d'autant plus fréquent que le sujet est plus jeune : plus de la moitié des cas s'observe au cours de la première année et un quart de un à deux ans. La douleur, les vomissements, l'état général grave apparaissent très rapidement, en trois ou quatre heures au plus. Le début est brusque, l'enfant refuse de teter, pousse des cris; peu de temps après, il a le facies péritonéal, le pincement des narines, le ballonnement du ventre, localement de la tuméfaction, de l'œdème, de l'empâtement précoce du scrotum, toutes choses bien plus rares chez l'adulte. Si les vomissements sont hâtifs, en revanche ils sont rarement fécaloïdes; le météorisme est rapide ; les symptômes du choléra herniaire se complètent par la dyspnée, les convulsions, le collapsus, les phénomènes oculopupillaires, etc.

Cet état général grave peut rapidement rétrocéder, car la réduction par le taxis, avec ou sans chloroforme, est presque toujours suivie de succès. Sur les 467 hernies que nous avons eu l'occasion d'opérer, nous ne relevons que sept kélotomies proprement dites. Dans tous les autres cas qui s'étaient présentés à l'état d'étranglement, l'opération fut faite *à froid*, c'est-à-dire plusieurs jours après le taxis efficace, quand les phénomènes d'inflammation et d'infection du sac avaient disparu.

L'agent de l'étranglement siège ordinairement à l'orifice supérieur du canal vagino-péritonéal; moins souvent il a sa place au niveau des diaphragmes et valvules disséminés dans sa hauteur, au niveau de l'abouchement de la poche funiculaire dans la poche scrotale. Ces replis de la séreuse sont minces, avec un bord tranchant sur lequel l'intestin se coupe très vite. Nous avons déjà dit que l'étranglement d'emblée, à la première apparition (ou réapparition) de la hernie, était assez spécial aux formes congénitales de l'adulte.

Les hernies congénitales grossissent par la distension du canal vagino-péritonéal et non par glissement indéfini du péritoine refoulé, comme les hernies acquises ; d'où il résulte qu'elles paraissent s'amplifier dans de faibles limites et même semblent, en comparaison, assez petites, à mesure que le sujet grandit et prend du développement. Font exception celles qui contiennent le cæcum, de l'épiploon, qui précèdent et attirent l'intestin grêle, qui empêchent ou gênent l'application du bandage. Celles-là se développent presque indéfiniment, comme les hernies acquises de l'adulte, et, de plus, les adhérences qui leur sont habituelles prédisposent à l'étranglement.

4. — DIAGNOSTIC.

Le premier problème qui se pose est le suivant : Y a-t-il une hernie ? Chez l'adulte, la question paraît oiseuse, parce que le malade s'observe, peut raconter les circonstances dans lesquelles la hernie est descendue, reproduire les efforts qui en provoquent l'issue dans l'attitude la plus favorable à son apparition. Chez l'enfant, la chose est moins aisée : la mère affirme avoir vu une grosseur dans l'aine, mais il est impossible au chirurgien de la découvrir. Chez les tout petits enfants, il suffit ordinairement de provoquer les cris, ce qui est facile, pour amener tout d'un coup les viscères dans le sac. Mais chez les garçonnets, à partir de trois ou quatre ans, les quintes de toux répétées peuvent être impuissantes à rendre la hernie évidente ; on est souvent obligé de leur demander un effort prolongé, comme l'action de se moucher avec énergie, par exemple, d'exagérer cet effort dans une position particulière, dans la situation accroupie, quelquefois même de pousser ces précautions jusqu'à faire longuement marcher l'enfant avant de procéder à l'examen, pour voir enfin la hernie se décider à descendre; et encore, sitôt sortie, tend-elle à s'échapper au plus vite dans le ventre. Quelquefois le sac a une épaisseur suffisante pour qu'on puisse sentir son contour replié sur lui-même à travers les téguments, mais le fait est rare ; la séreuse péritonéo-vaginale est si mince qu'il est le plus souvent impossible d'en apprécier les limites. Le doigt pénètre bien dans le canal inguinal, mais tantôt il s'y trouve pincé par la contraction des muscles abdominaux, ce qui fait croire à tort à une paroi solide, tantôt l'orifice paraît béant, et pourtant il n'y a jamais eu de hernie.

Cependant, en variant les attitudes, en remettant à plus tard, à un moment plus favorable, un nouvel examen, on arrive à poser avec certitude le diagnostic de hernie. Il n'y a pas lieu de discuter si cette hernie est crurale ou inguinale ; chez l'enfant, la hernie crurale n'existe guère ; chez l'adulte, il suffira, pour l'éliminer, de rechercher l'origine congénitale de la hernie.

Est-il besoin de donner les caractères de la pointe de hernie, du bubonocèle, de la hernie funiculaire, scrotale? Il suffit d'énumérer ces désignations pour en faire comprendre le sens. D'ailleurs, cliniquement, il est impossible de pousser très loin la précision. Les nuances entre la hernie scrotale et la funiculaire sont le plus souvent trop délicates à saisir. Théoriquement, on peut avancer que, dans la hernie scrotale, les viscères descendent au fond des bourses, au contact même du testicule, que, dans la funiculaire, ils restent séparés par une cloison de la glande séminale; mais, en pratique, ce diagnostic est impossible, sauf dans certains cas exceptionnels, et c'est au cours de l'opération que ces distinctions se précisent.

La hernie est-elle congénitale? D'une manière générale, on peut dire que, en dehors des hernies de faiblesse survenant lentement, graduellement, après avoir' passé par tous les degrés, pointe de hernie, bubonocèle, oschéocèle, chez les vieillards, les adultes fatigués, amaigris, à paroi abdominale en besace, toutes les autres sont d'origine congénitale. Celles-ci apparaissent brusquement, d'emblée volumineuses, obliques, allongées en forme de boudin plus ou moins rétréci à certains endroits ; lorsqu'elles remontent à l'enfance, et malgré une disparition momentanée sous le bandage, le doute n'est plus possible. L'ectopie concomitante du testicule est une certitude de plus.

Diagnostic différentiel. — Les vraies difficultés du diagnostic différentiel concernent les hydrocèles congénitales, les kystes du cordon et l'ectopie testiculaire, en un mot toutes les formations pathologiques qui dépendent de la persistance du canal vagino-péritonéal. En bonne logique, nous ne pouvons aborder cette question qu'après l'étude de ces affections ; la fin de cet opuscule doit donc serrer d'aussi près que possible le diagnostic de ces tumeurs entre elles, prises isolément ou se compliquant les unes les autres.

Les autres diagnostics ne nous arrêteront pas longtemps. Le varicocèle volumineux donne parfois une sensation qui se rapproche de celle de la hernie épiploïque : il gonfle sous l'influence des efforts, disparaît sous la pression ; mais si l'on ferme à l'aide d'un doigt l'anneau inguinal, la compression des plexus à leur base les fait se remplir graduellement de bas en haut. Le lipome du cordon, affection rare d'ailleurs, est irréductible, tandis que l'épiplocèle ne le devient qu'après des poussées inflammatoires dont il reste des traces et des souvenirs.

La nature des organes contenus dans la hernie est malaisée à déterminer. Une tumeur, sonore à la percussion et se réduisant avec gargouillement, est une entérocèle. L'épiplocèle pure n'existe guère que chez l'adulte : sa consistance la fera reconnaître. Le mélange des deux et surtout la part de chacune sont extrêmement délicats à préciser. On peut soupçonner la présence de l'épiploon quand, la réduction étant faite, il subsiste dans le sac un corps molasse qui glisse entre les doigts et rentre sans gargouillement dans l'abdomen. Mais tout ceci ne concerne que les hernies complètement réductibles.

La situation devient plus embarrassante quand le contenu herniaire ne se réduit qu'en partie. Cette irréductibilité partielle tient à la présence des adhérences ; elles sont de deux ordres : dans un premier cas, une poussée inflammatoire à la suite de contusions, de pression d'un bandage mal appliqué, a créé des adhérences non pas entre l'intestin et le sac, ce qui est exceptionnel, mais entre l'épiploon et le sac, cas fréquent, ou encore entre l'épiploon et l'intestin d'une part, l'épiploon et le sac de l'autre, cas plus rare. Seulement, cette difficulté de réduction n'a pas toujours existé ; elle est survenue plus ou moins tardivement après l'apparition de la hernie.

Tout différent est le second cas : la hernie a toujours été en partie irréductible, sans qu'on puisse invoquer l'intervention d'accidents aigus. Il y a alors des chances pour que le cæcum constitue la partie qui ne rentre pas dans l'abdomen et que l'intestin grêle qui l'accompagne fuie seul sous les doigts pendant le taxis. Il ne faut pas toujours compter sur la découverte par le palper de l'appendice dans le sac herniaire, étant donnée la rareté du symptôme. L'anneau est très large, des zones sonores d'intestin succèdent aux zones mates d'épiploon, les alternatives de constipation et de diarrhée sont habituelles ; ce sont autant de symptômes qui, avec le grand volume, doivent faire penser à une hernie du gros intestin.

Rien n'est plus difficile que le diagnostic des hernies de l'ovaire et de la trompe. Sur le total des 467 cures radicales que nous avons faites à l'hôpital des Enfants-Malades, deux fois nous avons trouvé l'ovaire, et ce fut une surprise au cours de l'opération. Si l'on est prévenu et en prêtant une scrupuleuse attention, on peut reconnaître, par une palpation délicate, la présence dans le sac d'une petite tumeur d'une consistance un peu plus ferme que celle de l'épiploon, et c'est tout, car chez l'enfant il n'y a aucune sensibilité spéciale, ni spontanée, ni provoquée par la pression.

Après la puberté, il est possible de voir survenir une turgescence passagère, coïncidant avec les époques cataméniales; mais la fréquence de l'atrophie de l'ovaire ectopié ou de sa dégénérescence rend ce signe des plus inconstants et des plus rares. Quand la trompe seule est prolabée, les difficultés cliniques sont presque insurmontables.

D'autres considérations diagnostiques s'ajoutent lorsque la hernie congénitale se complique d'étranglement. Il y a d'abord la question des kystes suppurés, de l'ectopie enflammée, que, pour des raisons invoquées plus haut, nous traiterons ultérieurement. Mais, en dehors de ces faits d'une interprétation particulièrement ardue, il existe une série de causes d'erreurs moins faciles; nous nous bornerons à les énumérer : la funiculite, la phlébite des plexus pampiniformes, la péritonite herniaire, l'étranglement par brides ou volvulus dans le sac même, l'obstruction par corps étrangers, etc., l'appendicite intrasacculaire, enfin, à laquelle il faut songer.

5. — TRAITEMENT.

Les hernies congénitales sont plus graves que les hernies acquises ; elles sont plus particulièrement prédisposées à l'étranglement ; elles sont douloureuses, parce que leur sac est peu extensible et que ses collets préformés constituent autant d'éperons tranchants ; elles affectent avec le testicule des rapports de voisinage qui n'ont rien de favorable à ce dernier ; elles glissent avec une désespérante facilité sous le bandage et, quand l'appareil est suffisamment puissant pour les maintenir, il comprime les éléments du cordon d'une manière tout à fait préjudiciable. Il faut donc les guérir d'une façon qui coupe court à tous ces inconvénients et tous ces dangers, et le plus tôt possible. Toute la thérapeutique se résume en ces deux phrases : par quel procédé faut-il traiter la hernie congénitale et à quel âge doit-on en entreprendre la cure ? La question est à envisager chez l'adulte et chez l'enfant.

Bandage et cure radicale. — Il fut un temps où la formule de Trélat avait force de loi : on ne doit opérer une hernie inguinale que lorsqu'elle n'est pas complètement, facilement et habituellement réductible et maintenue par un bandage. Les conséquences de cet aphorisme étaient que seules se trouvaient justiciables de la cure radicale les hernies qui s'accroissent continuellement, qui glissent sous le bandage, qui s'enflamment, deviennent irréductibles ou s'étranglent, qui sont douloureuses sous la pression de la pelote.

Aujourd'hui, on ne s'explique guère comment, à la Société de chirurgie, un des contradicteurs de Lucas-Championnière ait pu soutenir qu'un chirurgien assez aventureux pour pratiquer la cure radicale était passible de la cour d'assises. Des milliers d'opérations ont été faites dans tous les pays, sur des sujets de tout âge ; on connaît la faible mortalité qui en résulte, on a pu apprécier les résultats, le pourcentage des récidives, et, devant les faits, l'opinion des chirurgiens, ajoutons même des malades, a complètement changé. On ne discute guère que sur l'âge à partir duquel on doit avoir recours à l'intervention et sur le manuel opératoire.

Chez l'adulte, il existe une série de contre-indications générales, mais qui rentrent dans celles de toutes les opérations chirurgicales ; elles tiennent à l'état de santé du sujet, à l'existence d'affections organiques graves, néphrite, diabète, tuberculose, cachexie, à l'âge avancé, aux lésions des appareils circulatoire et respiratoire ; ajoutons les échecs presque certains de la méthode, lorsque la faiblesse de la paroi abdominale fait apparaître simultanément plusieurs hernies. En dehors de ces circonstances, on est parfaitement autorisé à proposer l'opération à un adulte bien portant, même si sa hernie est facilement maintenue par le bandage ; et, les variétés qui dépendent de la persistance du canal vagino-péritonéal étant plus que les autres sujettes à l'étranglement, l'hésitation, en ce qui les concerne, est encore moins permise.

De fait, la possibilité de la guérison des hernies par l'application des bandages n'est plus guère soutenue de nos jours, du moins pour les adultes. La cure radicale n'est plus invariablement rangée dans la catégorie des opérations de complaisance ; il ne reste plus qu'un petit nombre de partisans du bandage herniaire qui croient à la « cure radicale » sans le secours du bistouri.

Chez les jeunes sujets, l'accord est loin d'être fait. D'une part, à la naissance, il ne peut être question

d'opération chirurgicale et le bandage est admis par
tout le monde. D'autre part, après vingt ans, le bandage ne donne plus rien et la cure radicale est consi-
dérée comme inévitable. Mais, entre ces deux extrêmes,
comment placer le moment, nous ne dirons pas précis,
mais approximatif, où l'une de ces méthodes doit
céder le pas à l'autre; où l'appareil contentif, devenu
inefficace, doit être remplacé par l'opération, devenue
d'une parfaite innocuité; où les pressions exercées par
le bandage sont impuissantes à fermer le canal
vagino-péritonéal et où le chirurgien doit remédier à
la malformation persistante; le moment, en un mot, où
la guérison naturelle n'est plus possible et où la cure
opératoire s'impose? Et ce qu'il y a de plus curieux,
c'est que les partisans du bandage et ceux de l'opération sanglante ont une formule qui s'applique aussi
bien à l'un qu'à l'autre de ces moyens de traitement,
à savoir : les résultats sont d'autant meilleurs qu'on
s'adresse à des sujets moins âgés; ce qui n'est pas
une conclusion.

Nous sommes donc obligé, avant de prendre parti,
de discuter les opinions des uns et des autres, et, sans
entrer dans des détails historiques, que nous avons
systématiquement écartés de cet opuscule, citer les
autorités sur lesquelles s'appuient les arguments en
faveur du bandage tardif ou de la cure radicale précoce.

Le bandage est-il susceptible d'amener la guérison?
Berger affirme que, chez les enfants, les hernies peuvent et doivent guérir par le port régulier des bandages. Ce n'est qu'à partir de cinq ans révolus qu'il
a recours à une opération, et il faut que le bandage ait été porté jour et nuit sans succès pendant
plusieurs années, ou que son application ait été reconnue impossible.

Selon Kirmisson, ce mode de traitement mérite d'attirer toute l'attention des chirurgiens, vu la possibilité d'en obtenir la guérison ; mais, devant l'ignorance où l'on se trouve de l'obturation du canal vagino-péritonéal, devant les nombreuses récidives survenant chez des sujets considérés comme guéris, il conseille de faire porter le bandage jusqu'à la *quinzième* année.

Lucas-Championnière, considérant la cure radicale comme très grave chez les enfants (nous verrons plus loin pourquoi), fait porter bandage jusqu'à six ou sept ans. De Saint-Germain va plus loin : il proscrit tout bandage avant un an, puis ordonne un petit bandage anglais qui maintient parfaitement, dit-il, la hernie, et prétend qu'on peut promettre à la famille la guérison après six ou sept ans de traitement.

Félizet, serrant de plus près le problème, reconnaît des indications et des contre-indications : le bandage convient aux hernies dans lesquelles le trajet inguinal, quoique dilaté, est bien conformé dans sa charpente et dont les éléments sont susceptibles d'un rapprochement régulier ; l'appareil provoque une irritation adhésive qui oblitère le canal vagino-péritonéal. Mais il y a des hernies que le bandage ne peut guérir, celles qui ont un anneau tellement dilaté et énorme, ou dans la paroi abdominale, par suite de l'atrophie ou du manque de l'un ou des deux piliers, une brèche telle que tenter l'épreuve du bandage c'est perdre son temps.

Ainsi donc, sauf pour ce dernier auteur, la question du bandage se résume en une question d'âge du sujet, sans qu'on invoque d'autre motif d'en prolonger l'application que la soi-disant gravité du moyen de traitement antagoniste. Les enfants, dit Lucas-Championnière, supportent mal la véritable chirurgie antiseptique ; or, nous savons qu'il entend par là l'usage *larga manu* de solutions phéniquées souvent fortes. A ce compte, on peut dire que les adultes la supportent aussi mal que les enfants. Tant qu'on s'évertuera à tuer à l'aide de produits chimiques variés les éléments anatomiques des tissus déjà suffisamment malmenés par le bistouri et les pinces, que ce soit chez l'enfant ou chez l'adulte, on sera exposé à voir des contaminations de la plaie, des infections, des accidents de toutes sortes ; c'est supprimer aux cellules leurs moyens de défense contre les germes accidentellement tombés sur le champ opératoire, malgré les précautions les plus minutieuses ; c'est fournir aux microorganismes un milieu de culture composé de cellules mortes empoisonnées et d'albumines coagulées. Il est un moyen d'éviter cet inconvénient, et le procédé est simple : il n'y a qu'à ne pas employer d'antiseptiques.

Mais, avant de faire le procès du bandage, examinons les autres reproches adressés à la cure radicale. La difficulté de l'opération chez les jeunes sujets : il est certain que le canal déférent d'un enfant de deux à trois ans présente un bien petit volume ; mais, si l'on a le soin de le chercher dès l'abord et à la place où il se trouve ; si, connaissant exactement son degré de résistance, on n'exerce sur lui que les tractions qu'il peut supporter sans se rompre, on arrive à le dégager sans dommage avec les vaisseaux et les nerfs qui l'accompagnent.

En second lieu, l'extirpation totale de la séreuse vagino-péritonéale est, à cause de sa minceur, difficile et dangereuse (Félizet), ou même impossible (1). Nous ferons à cette seconde objection la même

(1) Kraske, in *Centralblatt für Chirurgie*, 1882. — Czerny, *Ibid.*, 1888. — Socin, in *Revue méd. de la Suisse romande*, 1881.

réponse qu'à la première : avec un peu de patience et de soin, on y arrive ; parfois une déchirure est faite au sac; mais l'accident est rare ; elle remplace le coup de ciseaux intentionnel destiné à permettre de vérifier son contenu. Il suffit d'avoir un peu l'habitude de la chirurgie chez les enfants pour disséquer d'un doigté assez souple ces tissus délicats.

Une autre objection est plus sérieuse : la broncho-pneumonie. Il est vrai que cette complication est presque l'unique cause des décès, rares il est vrai, à la suite de la cure radicale. Mais elle est commune à toutes les interventions qui nécessitent le séjour au lit, et se voit surtout à l'hôpital ; n'est-elle pas singulièrement fréquente après l'opération du bec-de-lièvre, par exemple, et est-ce une raison suffisante pour s'abstenir de tout traitement à l'égard de cette autre malformation congénitale ?

Tels sont les griefs à l'adresse de la cure radicale. Que reproche-t-on au bandage? Tout d'abord ses nombreux échecs. Les guérisons qu'on lui attribue ne sont qu'apparentes ; le patient retire son bandage et, au bout d'un certain temps, la hernie réapparaît, parfois dans des conditions plus mauvaises qu'avant le traitement. Il est fréquent de voir survenir une hernie brusque, voire même étranglée d'emblée chez un adulte soi-disant guéri depuis son enfance d'une hernie congénitale. Nous avons vu plus haut que Kirmisson faisait porter le bandage jusqu'à quinze ans, et sans pouvoir affirmer que ce terme suffit à la sécurité de l'avenir. En réalité, les malades gardent leur bandage toute leur vie, exposés dès l'âge mûr, et surtout dans la vieillesse, à toutes les complications sur lesquelles il est inutile de revenir.

Mais, dira-t-on, si la guérison ne s'est pas faite sous le bandage, c'est que l'appareil n'était pas bien appli-

qué. En effet, il est d'autant plus difficile à maintenir
que le sujet est moins âgé, et c'est justement chez les
tout jeunes enfants que son efficacité serait la plus
grande; la conformation du bassin, la turbulence
pendant le jour, le déplacement involontaire et non
surveillé pendant la nuit, la présence de l'urine qui
imprègne la pelote, irrite et ulcère la peau, tout con-
court à rendre son emploi difficile. Comme le dit
Félizet, pour que le bandage réussisse, il faut qu'il
soit inamovible; la guérison est la conséquence d'une
épreuve pénible et prolongée à laquelle les parents
renoncent vite le plus souvent. C'est précisément cette
difficulté d'application, cette surveillance constante
qui sont un argument contre le bandage.

On admet théoriquement que la pression du bandage guérit en fermant le canal vagino-péritonéal.
Mais à quel endroit? Ce ne peut être dans toute sa
longueur. Est-ce au niveau du canal inguinal? mais
de quelle fraction en particulier? Le bandage ne saurait
avoir d'action sur la poche propéritonéale par
exemple, et ce sera là une amorce pour la récidive
future. Et toute la portion funiculaire? se fermera-
t-elle ou deviendra-t-elle kystique? En outre, que
pense-t-on de cette pression de la pelote qui, pour
être efficace, doit être énergique, sur le cordon et les
veines qui émergent du testicule? Personne n'en
parle.

Et nous n'avons pas énuméré les conditions où tout
bandage est d'une application impossible, les hernies
adhérentes, les hernies du gros intestin avec adhérences charnues naturelles, les hernies avec kystes du
cordon et surtout les si communes hernies avec
ectopie testiculaire; ce n'est pas que nous comptions,
comme on l'a supposé, que la hernie laissée libre
facilite la migration, en pressant mécaniquement sur

le testicule et l'oblige à descendre ; mais le fameux bandage en fourche, considéré encore comme si ingénieux, théoriquement du moins, est presque toujours inapplicable ; il lui faut des conditions cliniques telles qu'il trouve rarement son emploi, comme nous le verrons plus tard.

Quelles sont donc les circonstances dans lesquelles la cure par le bandage peut être tentée ? La plus commune de toutes est le refus absolu, de la part des parents, de toute intervention sanglante. Notre devoir est de prévenir les familles de la responsabilité qu'elles prennent en rejetant tout moyen chirurgical proprement dit. La seconde est l'âge du sujet.

D'une manière générale, en dehors des faits exceptionnels, comme certaines variétés spéciales de hernies ou certains accidents, faits qui constituent précisément les indications formelles de la cure radicale, il ne convient pas d'opérer les nourrissons. Jusqu'à dix-huit mois, deux ans, dans l'immense majorité des cas, le bandage est applicable. Entre deux et trois ans, se place une période délicate d'observation, d'attente. Il est bon d'essayer de supprimer le bandage : si la hernie ne se reproduit pas, il faut attendre les événements ; la cure radicale s'est peut-être faite, le canal vagino-péritonéal s'est vraisemblablement oblitéré. Si la hernie réapparaît, la cure opératoire s'impose. Or, pendant ce temps, l'enfant, en général, est devenu propre et les contaminations du pansement par les urines ne sont plus à redouter. A notre avis même, et malgré l'emploi de pansements spéciaux, de pâtes à la gélatine, de stérésol, etc., l'infection de la plaie est fréquente lorsque l'enfant ne sait pas encore demander l'urinal, et ce serait une raison de différer la cure radicale jusqu'au moment où son éducation sur ce point serait faite. Mais, passé ce délai, *toute hernie de la seconde enfance, de l'adolescence, de l'âge adulte doit être traitée par la cure radicale.*

Procédés opératoires. — Les procédés opératoires qui ont en vue la guérison des hernies ne sont plus qu'au nombre de deux, et le lecteur ne s'attend point à ce que nous fassions l'histoire de toutes les tentatives entreprises dans ce genre et de tous les procédés auxquels sont attachés les noms de leurs auteurs. Nous ne retiendrons que la cure par la méthode sclérogène et la cure par le bistouri.

1° *Méthode sclérogène.* — Imaginée par le professeur Lannelongue en 1896, la *méthode sclérogène* consiste· à faire des injections à la périphérie du sac herniaire, en prenant comme point de repère le squelette ostéo-fibreux de la région. Le contenu est maintenu réduit par les doigts d'un aide qui comprime l'orifice supérieur du canal inguinal. L'index gauche de l'opérateur maintient, recouvre et protège le cordon légèrement récliné en dehors; une première injection de dix gouttes d'une solution de chlorure de zinc au dixième est faite obliquement, de la ligne médiane vers l'anneau inguinal profond, le liquide étant déposé sur le bord supérieur du pubis, entre la symphyse et l'épine, et la pointe de l'aiguille s'arrêtant sur l'os. Une deuxième et une troisième injection sont pratiquées plus bas, à un demi ou un centimètre d'intervalle. Puis l'opérateur se place de l'autre côté du patient, protège de la même manière le cordon et fait une série de trois autres injections semblables en dehors de ce dernier, au contact du squelette pubien. Un tampon de coton obture l'anneau, un spica de l'aine le maintient et est supprimé vers le troisième ou quatrième jour.

A la suite de ees injections, l'anneau inguinal se remplit d'une accumulation énorme d'éléments embryonnaires, donnant lieu par la suite à des épaississements inodulaires, cliniquement très appréciables ; l'infiltration se répand surtout sur la paroi postérieure du trajet inguinal. Quoique le liquide ait été déposé à la périphérie du sac herniaire, ce dernier ne tarde pas à s'oblitérer complètement, grâce à des plaques adhésives, des exsudats solides qui évoluent en même temps que la funiculo-vaginalite du pourtour du cordon. Les sujets se lèvent au bout de huit jours et ne portent pas de bandage.

2° *Cure radicale par le procédé sanglant.* — La cure radicale par le procédé sanglant comprend l'extirpation du sac, pivot de l'opération, et la fermeture du trajet par la suture des piliers. Que l'incision soit parallèle au cordon, remontant jusqu'au niveau de l'anneau profond, pour avoir du jour, ou transversale, parallèle au grand pli de flexion de l'abdomen, pour éviter de couper les artères honteuses et sous-cutanées abdominales, ou encore médiane, esthétique, pour obtenir une cicatrice dissimulée, ce n'est point là ce qui présente le plus d'intérêt.

Après l'incision des téguments et du tissu cellulo-adipeux sous-cutané, on sectionne les parties gênantes du crémaster, on isole la gaine fibreuse commune et l'on procède à la dissection des vaisseaux du cordon ; c'est là le temps le plus délicat de l'intervention. Chez les enfants, ces organes sont de très petit volume, le canal déférent est fragile, les veines sont faciles à déchirer. Les instruments tranchants mis de côté, c'est avec les mors d'une pince à disséquer, avec les doigts nus ou recouverts d'une compresse stérile, pour éviter le glissement, que les éléments du cordon sont séparés du sac. La tension des organes, obtenue par la traction sur le testicule à travers les bourses, facilite cette besogne ; l'existence constante d'une petite traînée de pelotons adipeux le long des paquets veineux vient encore aider à cette séparation. Il est certain que cette libération des éléments du cordon est singulièrement plus délicate dans le cas des hernies congénitales que dans celui des hernies acquises. Malgré cela, nous devons nous élever avec énergie contre le conseil qu'a donné Kraske : il a pu dire que dans le cas de hernie congénitale il n'y avait qu'une façon d'opérer, c'était de pratiquer la castration.

Une fois les éléments du cordon réclinés, il ne reste plus que le sac : on peut se préparer à le lier au niveau de l'anneau externe du canal. Nous croyons préférable de faire porter la ligature aussi haut que possible, au niveau de l'anneau inguinal profond, en détachant du sac par décollement les éléments du cordon, au fur et à mesure que l'on remonte vers l'abdomen, et, pour cela, il y a lieu de fendre préalablement la paroi antérieure du canal dont on confie les lèvres à des pinces à forcipressure.

Chez l'adulte, il faut ouvrir le sac, l'explorer du doigt ou de la sonde cannelée, reconnaître les diverticules s'il s'en trouve, surtout libérer les adhérences intestinales rares, épiploïques fréquentes, réséquer largement les portions d'épiploon exubérantes, fussent-elles libres, car elles sont un appel pour la récidive. Chez l'enfant, cette exploration préalable est moins nécessaire : les adhérences sont exceptionnelles, les parois du sac sont si minces et si transparentes qu'on en peut voir le contenu aussi bien que s'il était ouvert, et il est de règle que, sous l'anesthésie, ce sac soit complètement vide. Le mieux est donc de lier le canal vagino-péritonéal sans l'inciser ; ce n'est assurément pas la crainte d'ouvrir le péritoine qui nous fait parler ainsi ; mais nous jugeons la manœuvre comme allongeant inutilement l'opération.

Le sac, attiré le plus possible au dehors jusqu'à l'apparition de la graisse prévésicale en dehors des vaisseaux épigastriques, est lié soit en masse dans une seule anse de fil, comme chez l'enfant où le collet est réduit à si peu de chose, soit après transfixion et ligature en chaîne ou avec le nœud du meunier chez l'adulte. Le fil et le sac étant sectionnés, on voit le moignon de ce dernier disparaître au plus profond du canal inguinal ouvert, comme aspiré par l'abdomen.

Que doit-on faire des plans fibro-aponévrotiques? Certains opérateurs jugent la réunion des piliers inutile, et se contentent de l'extirpation du sac séreux : c'est trop peu à notre avis. D'autres reconstituent la paroi musculo-aponévrotique en avant du cordon : c'est suffisant. Nous croyons qu'il y a mieux encore à faire, en suivant l'exemple de Bassini. Le procédé, recommandé chez l'adulte, ne l'est point chez l'enfant, sous prétexte que la hernie du premier est due à un effondrement de la paroi, tandis que celle du second dépend d'une malformation de cette même paroi. Nous avouons ne pas très bien saisir la nuance; du moment que les orifices herniaires ont été agrandis par le passage d'une hernie, ne semble-t-il pas logique de les rétrécir le mieux possible, assez pour éviter la récidive? Le manuel opératoire consiste à refaire d'abord la paroi postérieure du trajet inguinal, en abaissant le petit oblique, le transverse et le fascia transversalis, et en réunissant par plusieurs points de suture ces trois couches au bord postérieur de l'arcade de Fallope. Le cordon qui avait été écarté en dehors est remis en place; puis on procède à la reconstitution du grand oblique, c'est-à-dire de la paroi antérieure du canal.

On n'oppose d'ailleurs que deux objections à cette

façon de faire : elle complique l'opération, elle expose à la blessure de l'artère et surtout de la veine iliaque externe. Nous répondrons que la cure radicale d'une hernie durant en moyenne (même avec la complication du Bassini) de dix à quinze minutes, la question de rapidité, qui, avec juste raison, tend de plus en plus à prendre de l'importance en matière d'opération chirurgicale comme facteur de succès, et dont, plus que tout autre, nous sommes partisan, n'en est pas à une ou deux minutes près. En second lieu, la veine iliaque, même chez l'enfant, qui a une arcade fémorale très mince et reposant directement sur elle, ne sera pas transpercée par l'aiguille, si l'on prend la précaution de saisir le bord postérieur de cette arcade entre les mors d'une pince à griffe et de le soulever fortement avant de le transfixer.

Si la hernie est péritonéo-funiculaire, il suffit d'extirper le cul-de-sac séreux séparé des éléments du cordon. Si elle est péritonéo-testiculaire, il y a lieu de réséquer une grande partie du canal vagino-péritonéal jusqu'au niveau du testicule. Autrefois, croyant bien faire, et pour obtenir une reconstitution anatomique aussi exacte que possible, nous avions l'habitude de découper, dans la partie déclive du sac, une vaginale complète et fermée autour du testicule par une ligne de sutures ; ayant vu, dans un cas, l'apparition ultérieure d'une hydrocèle, nous y avons renoncé, laissant les restes du sac en état de retournement.

La nature des fils à employer pour la suture des piliers prête encore matière à discussion. Les fils métalliques d'argent, de platine ou d'or coupent ; les fils de soie sont difficiles à maintenir en état de stérilité parfaite et, une fois infectés, mettent un temps considérable à s'éliminer, entraînant une suppuration prolongée. Les fils de catgut se résorbent trop vite.

Malgré ce désavantage, nous donnons la préférence à ces derniers ; nous les employons d'un assez fort calibre, et nous avons constaté que les tissus fibro-aponévrotiques étranglés par des points assez rapprochés donnent naissance à une prolifération conjonctive très importante, qui, dès la seconde ou la troisième semaine, époque de la résorption des cat-guts, forme comme un blindage très résistant, facile à sentir sous la peau et qui constitue de bonne heure une sorte de pelote fibreuse de bandage sous-cutané.

Une fois l'hémostase obtenue, car l'hématome consécutif du scrotum doit être soigneusement évité, la suture de la peau est faite sans drainage. Assez souvent il persiste pendant quelque temps un gonflement de l'épididyme et du cordon, une sensibilité légère du testicule ; mais ils ont disparu en général lorsque l'opéré peut commencer à se lever, c'est-à-dire environ un mois après l'intervention. Il ne portera aucun bandage, sous peine de rendre douloureuse la cicatrice.

Dans le sexe féminin, le canal vagino-péritonéal se creuse en gouttière pour contenir le ligament rond dans sa paroi ; la séparation des deux organes est entourée de plus grandes difficultés que dans le sexe masculin. Vers la partie supérieure du canal inguinal, la fusion de la paroi et du ligament est telle qu'il est impossible de les détacher. L'expérience montre qu'il est inutile de s'évertuer à conserver intact le ligament rond ; il suffit de le réséquer en même temps que le sac. Jamais cette suppression n'entraîne d'inconvénients ; il n'est pas nécessaire de réimplanter le moignon, qui se fixe probablement à la face profonde de la paroi abdominale, et, dans la suite, rien ne paraît changé dans la statique utérine. L'opération est, par suite, plus expéditive et plus facile, et pour reconstituer la paroi, puisqu'il n'y a pas, comme dans le sexe masculin, à éviter la compression du cordon, on peut faire disparaître complètement le canal inguinal en ne laissant aucun point faible pour la récidive.

Nous examinerons plus tard la conduite à tenir en cas de coexistence d'ectopie, de kyste du cordon, d'hydrocèle congénitale et de hernie propéritonéale, etc. Mais il faut aussi songer à la possibilité d'une hernie du gros intestin, se méfier du sac incomplet; les adhérences pathologiques sont parfois très difficiles à dissocier, ou même impossibles à traiter quand le cæcum, l'épiploon et l'intestin grêle ne font plus qu'un bloc. Quant aux adhérences par glissement, elles doivent être remontées avec l'intestin par une sorte de réduction en masse; on ne saurait prétendre les sectionner, puisqu'elles apportent les vaisseaux nourriciers à l'intestin.

Le traitement de la hernie congénitale étranglée ne diffère pas de celui des cas ordinaires; la kélotomie s'impose, pour peu qu'un taxis modéré et de courte durée n'ait pas été suivi de succès. Chez l'enfant, la réduction manuelle réussit presque toujours; mais, pour éviter le retour des accidents d'étranglement, on doit conseiller l'opération à froid, la cure radicale lorsque les froissements du taxis ne laisseront plus de trace.

III. — LES HYDROCÈLES CONGÉNITALES

Les épanchements séreux qui se produisent dans le canal vagino-péritonéal persistant ou incomplètement oblitéré constituent les hydrocèles congénitales. Comme les hernies, elles sont congénitales par leur origine: cliniquement, elles peuvent apparaître à des époques variables.

Pour leur donner naissance, il faut l'intervention de deux facteurs : la persistance du conduit vagino-péritonéal en entier ou en partie, suivant les variétés, et un état pathologique spécial de la séreuse au sujet duquel il y a matière à discussion.

Les variétés anatomiques sont la conséquence des dispositions nombreuses qu'affecte le canal vagino-péritonéal. Elles sont représentées par les figures schématiques 6 à 11.

1. — HYDROCÈLE PÉRITONÉO-VAGINALE.

Lorsque le canal vagino-péritonéal est vaste, avec ou sans rétrécissements échelonnés sur son parcours, lorsque son orifice péritonéal est large (fig. 6), la disposition répond à ce qu'on appelle l'*hydrocèle périto-néo-vaginale proprement dite*. On la désigne encore, en se fondant sur un de ses caractères cliniques des plus remarquables, sous le nom d'*hydrocèle communicante*. Comme l'étude du canal vagino-péritonéal nous l'a fait entrevoir, c'est à droite qu'elle est le plus commune. Elle constitue environ 5 p. 100 des cas d'hydrocèle.

La provenance du liquide qui distend le canal séreux

a provoqué un long débat, et ce point controversé n'a pas encore reçu de solution définitive. Deux interprétations sont en présence : la vaginale irritée ou malade produit le liquide qui distend le canal vagino-péritonéal et remonte dans l'abdomen ; ou bien l'épanchement vient du péritoine et le liquide ascitique descend dans le diverticule séreux congénitalement préparé à le recevoir. Or les faits semblent donner raison tantôt à l'une, tantôt à l'autre de ces deux hypothèses.

En faveur de la première, on notera un état inflammatoire particulier qui se traduit par un certain épaississement de la vaginale, la stase veineuse due à la compression des vaisseaux spermatiques par les viscères s'engageant dans le canal vagino-péritonéal sous l'influence des efforts, les froissements du testicule en ectopie, les irritations des parois du sac par une anse intestinale engagée, ce qui est rare, ou par une portion de l'épiploon hernié, ce qui est plus fréquent ; enfin (mais cette pathogénie est contestable) l'irritation des enveloppes des bourses, si commune chez l'enfant, gagnant la vaginale par le canal de l'urètre et le canal déférent, le processus pathogénique devenant successivement érythème génital, urétrite, funiculite, épididymite, vaginalite.

D'ailleurs, dans les cas d'hydrocèle ordinaire de l'adulte, combien sont nombreux les cas où les causes déterminantes nous échappent, et cependant ces épanchements séreux ne peuvent vraisemblablement dépendre que d'une lésion le plus souvent méconnue du testicule et surtout de l'épididyme. Tout porte à croire que les hydrocèles de l'adulte, qualifiées encore aujourd'hui d'*idiopathiques*, d'*essentielles*, seront considérées un jour, et à juste titre, comme secondaires, comme symptomatiques de lésions épididymaires mieux étudiées et plus précises. Rien ne s'oppose à ce que des vues semblables s'appliquent à l'hydrocèle congénitale. Connaît-on seulement, pour en prendre un exemple entre autres, le rôle de la syphilis héréditaire sur le testicule du nouveau-né et, par contre-coup, sur la vaginale qui l'enveloppe ?

Dans une autre série de faits, le liquide de l'hydrocèle communicante a une origine péritonéale. Chez certains sujets, elle coïncide avec un affaiblissement manifeste de la santé en général. L'épanchement est d'ordinaire abondant, car l'orifice supérieur et intra-abdominal du canal inguinal est situé au-dessus du détroit supérieur, et pour que le liquide, rentré dans le ventre pendant le décubitus de la nuit, puisse descendre dans la vaginale lors de la station debout, il faut que son niveau soit plus élevé que l'orifice du canal vagino-péritonéal ; or, ce n'est possible que lorsque tout le petit bassin est rempli par l'épanchement. On peut parfois le constater cliniquement par la matité dans les parties déclives ; mais empressons-nous de dire que la chose est exceptionnelle.

On a vu l'hydrocèle congénitale disparaître après oblitération du canal vagino-péritonéal, à la suite du port du bandage ou d'une ligature pratiquée dans ce but (Southam, Arnison) ; la communication étant interceptée, l'épanchement a disparu ; le conduit vagino-péritonéal n'était donc qu'un réservoir, le péritoine était la source. Dans ces conditions, l'hydrocèle péritonéo-vaginale est fonction de péritonite chronique, tuberculeuse le plus souvent, moins fréquemment de cirrhose infantile, moins encore d'affection valvulaire du cœur.

La tuberculose péritonéo-vaginale n'est pas extrêmement commune. Nous en avons observé deux exemples. Comme dans l'hydrocèle congénitale ordinaire, il y a une tumeur transparente, réductible ; mais le sac séreux est épais, consistant ; l'augmentation de volume de la paroi de la poche est perceptible à travers les téguments du scrotum ; parfois on peut isoler un ou deux gros noyaux tuberculeux, ou sentir au fond du sac des plaques dures, fibreuses, en même temps que l'on constate un épididyme gros et douloureux. Or ces faits se décomposent en deux ordres : les uns sont des cas de bacillose péritonéo-vaginale primitive ; les granulations tuberculeuses, localisées au diverticule séreux seul, provoquent un épanchement qui y séjourne et sont capables, dans l'avenir, de remonter dans le grand péritoine, en y semant des granulations nouvelles. Les autres sont des tuberculoses péritonéales plus ou moins confluentes, envahissant la séreuse dans toutes ses dépendances, y compris le canal vagino-péritonéal. Dans l'un comme dans l'autre cas, il y a lieu de se demander, surtout s'il y a quelques phénomènes anormaux du côté de l'épididyme, augmentation de volume, sensibilité, etc., s'il ne faut pas chercher dans les organes génitaux la localisation première de l'infection tuberculeuse et établir une analogie des plus intéressantes avec la péritonite bacillaire qui, dans le sexe féminin, a les ovaires pour origine.

On ne saurait cependant généraliser au point de considérer tous les épanchements du canal vagino-péritonéal comme étant la conséquence d'une péritonite tuberculeuse. Il est des cas où, chez des sujets bien portants, dans un excellent état de santé, il n'est possible de découvrir aucun symptôme de tuberculose péritonéale, aucun signe d'ascite. La guérison spontanée possible de la lésion n'est-elle pas encore en faveur de sa nature non tuberculeuse ?

Nous ne rééditerons pas ce que nous avons dit des

nombreux aspects du canal vagino-péritonéal. Tantôt il affecte la forme schématique avec dilatations et rétrécissements alternatifs, tantôt ses renflements et ses coarctations se font à des niveaux qu'aucune disposition anatomique ne paraît imposer. Nous avons vu la poche être en bissac, en forme de gourde de pèlerin, dont la partie rétrécie siégeait au milieu de la région funiculaire.

Symptômes. — Le testicule est au fond des bourses, ou bien en ectopie. Il y a parfois une hernie concomitante, coexistence plus rare qu'on ne serait tenté de l'admettre (fig. 9). Tantôt l'hydrocèle domine avec une petite masse de viscères, tantôt la hernie est importante, avec une petite quantité de liquide constamment appréciable au-dessous d'elle.

La tumeur remonte le long du canal inguinal, est piriforme, molle, fluctuante, transparente. Sa réductibilité, au demeurant son signe pathognomonique, demande à être décrite, car elle varie selon les cas cliniques. Tantôt elle est franche, facile ; l'orifice de communication avec le péritoine est large, direct ; le liquide reflue sous la moindre pression ; la tumeur disparaît spontanément et rapidement dans le décubitus horizontal. Tantôt le défilé est tortueux, rétréci ; la tumeur est alors rénitente, lentement réductible, se reproduisant avec plus de lenteur encore, transmettant au doigt les impulsions de la toux, de l'effort, plus volumineuse après la marche et la fatigue, disparaissant graduellement par le repos de la nuit. C'est qu'une ou plusieurs valvules sont disposées de manière à gêner le reflux du liquide, ou bien que le testicule en ectopie forme soupape plus ou moins obturatrice. Enfin, il est des cas où la réduction est tellement difficile que, devant l'impossibilité de l'obtenir extemporanément et pour fixer le diagnostic au sujet de la communication éventuelle, il faut examiner le sujet à plusieurs reprises, à des moments différents, le matin, le soir, après le repos, après la marche, etc.

Chez l'enfant, l'hydrocèle congénitale peut disparaître par guérison spontanée. Cette oblitération physiologique retardée du canal vagino-péritonéal est rare et l'affection tend bien plus fréquemment à rester stationnaire. Il est tout à fait exceptionnel de voir survenir des complications inflammatoires, la suppuration par exemple ; il n'y en a que quatre ou cinq cas dans la science, et presque toujours la péritonite purulente avait été la première en date.

Diagnostic. — Pour peu que le clinicien y prête attention, il arrive toujours à reconnaître la réductibilité de la tumeur, ce qui permet, dans la question du diagnostic, d'éliminer l'*hydrocèle infantile ordinaire* ; cette dernière apparaît vers le second ou le troisième jour après la naissance, n'acquiert ordinairement qu'un faible volume et est parfaitement irréductible.

La *hernie péritonéo-vaginale complète* est sonore à la percussion, opaque, réductible avec gargouillement et assez brusquement, d'un seul coup, se reproduisant de même par l'effort abdominal. Le problème est plus compliqué lorsqu'il y a à la fois hydrocèle et hernie : on y arrive en reconnaissant qu'après la rentrée brusque d'une grande partie de la tumeur il en reste une autre, bien plus lentement réductible et translucide grâce à la finesse des téguments dans l'enfance.

La *hernie épiploïque* est d'un diagnostic plus délicat ; elle jouit d'une fausse fluctuation qu'il faut savoir reconnaître ; son mode de réductibilité est intermédiaire entre la brusquerie de rentrée de l'intestin et la lenteur de réduction de l'hydrocèle : c'est surtout la consistance pâteuse de la masse que le palper arri-

vera à fixer dans le sac avant sa réduction qui servira
à en établir la nature.

Les *sacs herniaires déshabités*, les *pseudo-kystes
sacculaires de Duplay* sont parfois d'un diagnostic
impossible ; il n'y a que les commémoratifs d'âge, de
hernie antécédente joints aux épaississements du sac,
à sa doublure adipeuse qui puissent permettre la
distinction.

Traitement. — Chez le jeune enfant, la guérison peut
s'effectuer toute seule : il y a lieu de surseoir. Plus tard,
on pourra proposer l'un des trois moyens suivants : le
bandage, les injections modificatrices, l'opération.

Bandage. — Le bandage est le moyen le moins
dangereux, mais le plus infidèle ; il a la prétention
d'exercer sur le canal vagino-péritonéal des pressions
irritatives qui aboutissent à l'accolement de ses parois ; cette symphyse sera complète et la guérison
obtenue, ou partielle au niveau de la pelote du bandage, et le cas rentrera dans celui des hydrocèles
congénitales fermées dont nous parlerons bientôt.
Mais combien est illusoire ce mécanisme d'oblitération, combien est théorique ce processus curatif !

Injections modificatrices. — Inversement, la ponction suivie d'injection de liquide modificateur est
essentiellement dangereuse ; nous ne sommes jamais
sûrs de fermer avec la pression du doigt l'orifice de
communication avec le péritoine ; le liquide passe
quand même. Afin qu'il soit moins irritant pour la
grande séreuse, il faut réduire la dose d'agent modificateur, iode, acide phénique, alcool, etc., et alors il
devient inefficace. On doit aussi compter avec l'action
atrophiante de l'iode sur les glandes des jeunes sujets.

Opération. — Devant les échecs nombreux de ces
deux moyens thérapeutiques, l'opération chirurgicale
reste le seul procédé vraiment rationnel de traitement.

La simple ouverture de la vaginale, suivie de drainage, expose à l'infection et est dangereuse. La ligature du canal vagino-péritonéal à sa partie supérieure est insuffisante, car, si la vaginale ainsi isolée résorbe parfois son liquide, il ne faut pas toujours y compter. Après la ligature haut placée, on doit procéder à l'excision totale du sac vagino-péritonéal ; l'éversion serait aussi compliquée et conserverait inutilement dans les bourses qui vont se développer des lambeaux de vaginale retournée faisant corps étranger. La reconstitution de la paroi abdominale sera utile, si l'anneau est large et la communication facile.

Il est évident que, chez l'adolescent et chez l'adulte, ce procédé est le seul qui donne toute garantie de guérison de l'hydrocèle et de la hernie, si elle coexiste. Chez l'enfant, nous estimons qu'on peut le mettre en pratique dès la troisième année, quand il est bien démontré que l'on ne peut plus compter sur la guérison spontanée et lorsque l'enfant ne risque plus de souiller d'urines la plaie opératoire.

Dans le cas de tuberculose, le canal vagino-péritonéal doit encore être extirpé si l'examen clinique n'a pas démontré l'existence d'une péritonite bacillaire complète. Le testicule sera respecté ou enlevé, suivant son état. Au besoin, devant l'extension des granulations tuberculeuses constatée après l'ouverture de la vaginale, l'incision pourrait être transformée en celle d'une hernio-laparotomie à la faveur de laquelle l'opérateur agirait selon les circonstances. Inutile de dire combien le pronostic se trouve assombri du fait de l'extension du processus infectieux à la séreuse péritonéale.

2. — HYDROCÈLE PÉRITONÉO-FUNICULAIRE.

L'hydrocèle péritonéo-funiculaire est rare (fig. 7) ; il n'en existe qu'un nombre restreint de cas authen-

tiques. Ses caractères cliniques la rapprochent singulièrement de la précédente. Mais c'est surtout de la
hernie vagino-funiculaire, beaucoup plus fréquente,
qu'il faut la distinguer. Ce que nous avons dit plus

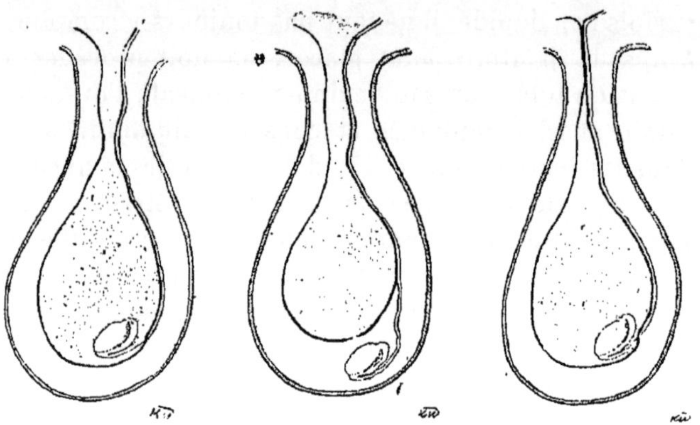

Fig. 6, 7, 8. — Hydrocèles péritonéo-vaginale,
péritonéo-funiculaire, vagino-funiculaire.

haut doit servir à préciser ce diagnostic, cette variété
ne différant de la précédente que par la plus ou
moins grande étendue du canal vagino-péritonéal
persistant.

3. — HYDROCÈLE VAGINO-FUNICULAIRE.

Formes cliniques. — Cliniquement, l'hydrocèle
vagino-funiculaire simule une hydrocèle ordinaire
remontant très haut. Or ce prolongement vagino-
funiculaire haut placé peut rester funiculaire, ou bien
pénétrer plus haut encore dans le canal inguinal et
même le dépasser. Il y a donc des hydrocèles vagino-
funiculaires et des hydrocèles vagino-inguinales.

Les premières (fig. 8) ont une partie inférieure
vaginale, globuleuse, entourant le testicule, et une
partie funiculaire qui se prolonge de manière variable :

c'est un boyau uniformément arrondi qui se continue
plus ou moins le long du cordon ; c'est une seconde
poche arrondie, séparée de la portion péritesticulaire
par un rétrécissement tunelliforme (fig. 10) ou diaphragmatique ; c'est un diverticule insinué entre les
éléments du cordon, avec une communication tortueuse
et étroite que le liquide, passant d'une
poche à l'autre, franchit en bruissant.

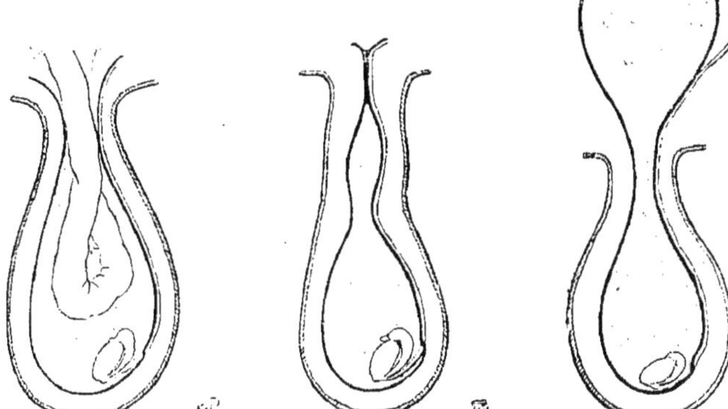

Fig. 9, 10, 11. — Hydrocèle communicante avec hernie,
hydrocèle vagino-inguinale, hydrocèle vagino-abdominale.

Les secondes (fig. 11) ont deux poches distinctes,
communiquant par un goulot rétréci qui occupe le
canal inguinal. Cette disposition a fait donner à cette
variété le nom d'*hydrocèle en bissac*. Pott, Dupuy-
tren, Chélius l'ont signalée, il y a déjà longtemps. Le
sac scrotal est piriforme, plus ou moins volumineux ;
le sac inguinal varie essentiellement ; il peut être
petit, cylindrique, inclus dans le canal inguinal, ou
considérable, sphéroïde, remontant sous la paroi abdominale ou dans le petit bassin, en éparpillant les éléments du cordon. Le trajet intermédiaire est alors un
canal cylindrique ou, au contraire, un étranglement
avec oblitération partielle du canal vagino-péritonéal.

Il est évident qu'à l'hydrocèle en bissac correspond une fermeture du canal vagino-péritonéal très haut placée, au niveau de l'anneau inguinal interne ou dans son voisinage. Il suffit, en outre, que le cul-de-sac supérieur subisse une distension notable sous la poussée du liquide sécrété pour qu'il s'étale entre le péritoine et la paroi abdominale, ou dans l'épaisseur de la paroi, ou bien encore en avant de l'aponévrose du grand oblique. Il en résulte pour la poche supérieure trois situations possibles : propéritonéale, interstitielle, inguinale superficielle, tout comme celles qu'occupe la hernie congénitale pariétale dont nous avons remis l'étude aux complications de l'ectopie testiculaire, qui l'accompagne presque invariablement. Des trois formes, la première est manifestement la plus fréquente et se subdivise en deux variétés, suivant que le sac supérieur est sous la paroi abdominale antérieure ou bien sur la paroi abdominale postérieure, c'est-à-dire sous le péritoine iliaque. Le testicule est, dans sa situation normale, au fond des bourses, ou bien en ectopie, ou absent.

Diagnostic. — Le diagnostic de la hernie vaginofuniculaire est parfois malaisé ; ce sont surtout les prolongements abdominaux, quand ils existent, qui sont une source d'erreurs. Lorsque le sac supérieur est peu volumineux, il passe facilement inaperçu ; l'existence du liquide dans le sac inférieur met bien sur la voie du diagnostic, mais encore faut-il savoir interpréter la réductibilité de ce liquide ; car, si celle-ci est facile, complète, réelle en un mot, c'est qu'on sera en présence d'une hydrocèle communicante, tandis que, dans l'hydrocèle en bissac, la réductibilité n'est qu'apparente ; par la pression, le liquide disparaît du scrotum, mais réapparaît dans la paroi abdominale sous la main qui palpe le ventre ou dans la fosse iliaque, ce dont le toucher rectal permet de se rendre compte.

Traitement. — L'extirpation du canal vagino-péritonéal distendu par le liquide de l'hydrocèle doit être le traitement de choix. Le caractère particulier de cette anomalie congénitale est tout d'inconstance, d'irrégularité ; malgré l'exploration clinique la plus sérieuse et la plus entendue, on ne peut jamais être sûr de l'existence ou de l'absence de communication difficile avec le péritoine, de diverticules plus ou moins accessibles, de valvules faisant office de soupapes, et surtout de sac herniaire surmontant immédiatement l'hydrocèle. Dans ces conditions, avec les injections irritantes, on s'expose ou aux échecs partiels, ou aux pires désastres. Le mieux est donc de franchement mettre au jour le canal vagino-péritonéal jusque dans le canal inguinal et au delà, de le disséquer dans toutes ses parties et dans toutes ses expansions, de pratiquer la cure radicale de la hernie si l'on rencontre au-dessus un sac herniaire, et de faire cette extirpation totale, complète, tant dans la portion funiculaire que dans la portion péritesticulaire, pour éviter toute récidive.

Les hernies en bissac, et en particulier leur diverticule abdominal, n'échappent pas à cette règle thérapeutique selon nous. L'ablation du sac supérieur peut souvent être menée à bien, parfois avec quelque peine, il est vrai. Si les difficultés opératoires deviennent par trop grandes, du fait de la profondeur du sac abdominal, il sera préférable de réséquer toute la portion accessible, de modifier la surface endothéliale par l'attouchement à la solution de chlorure de zinc, par exemple, et de drainer le diverticule.

IV. — LES KYSTES DU CANAL VAGINO-PÉRITONÉAL

Encore appelées *kystes du cordon, hydrocèles enkystées du cordon*, ces formations kystiques sont des
masses liquides situées le long du cordon testiculaire,
mais indépendantes de l'épididyme et du testicule. Elles
sont la conséquence de la vaginalite d'un segment
isolé ou de plusieurs segments du canal vagino-péritonéal, vaginalite qu'ont pu favoriser des causes d'irritation diverses, la présence d'une hernie concomitante,
la pression d'un bandage intempestif, le testicule en
ectopie, par exemple.

Variétés. — Les variétés en sont assez nombreuses :
elles sont à considérer suivant le siège et suivant la disposition du kyste. Ce dernier peut être placé presque au
fond des bourses, scrotal (fig. 13), au milieu du cordon,
funiculaire (fig. 12), tout à fait en haut, inguino-

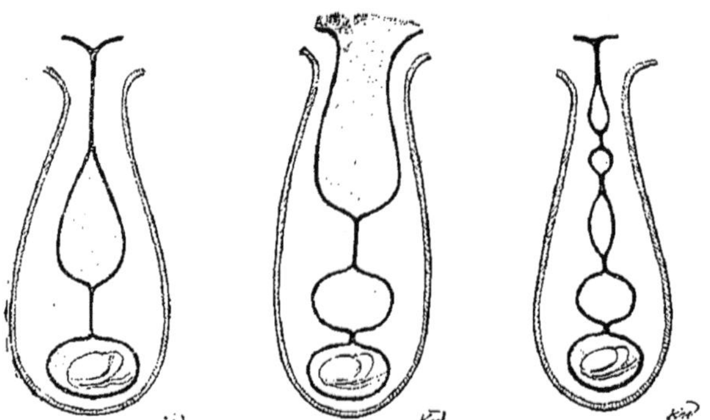

Fig. 12, 13, 14. — Kystes du canal vagino-péritonéal.

pariétal. Tantôt il y a un sac herniaire et un kyste au-
dessous (fig. 13). Tantôt, à la partie inférieure du premier, s'étage une série de kystes en chapelet dont le
nombre peut être porté à dix ou douze (fig. 14) ;

ordinairement ils sont moins nombreux, d'habitude à
cavités indépendantes, rarement communiquant entre
elles ; mais, de toutes manières, il y a fermeture du
canal vagino-péritonéal du côté du péritoine d'une
part, du côté de la vaginale de l'autre.

Enfin, suivant une disposition beaucoup moins
commune, les kystes peuvent être concentriques les
uns par rapport aux autres, ou bien superposés d'avant
en arrière, grâce à un processus d'oblitération longi-
tudinale du canal vagino-péritonéal.

Ces kystes ont une forme régulière, sans bosselures,
oblongue ou arrondie, parfois bilobée quand ils sont
partie dans le cordon, partie dans le canal inguinal.
Leur volume est en général peu considérable et varie
de celui d'une noisette à celui d'un œuf; par exception,
ils peuvent être énormes (Fleury, Blüth). Leurs parois
sont minces, d'une dissection difficile, se déchirant
aisément; leur surface interne est lisse et brillante.
Ils contiennent un liquide citrin, d'aspect ascitique,
très alcalin, chargé de chlorures, de phosphates et
contenant de l'albumine.

Mais, lorsqu'ils ont été le siège de quelque complication, ces divers caractères changent. A la suite de
vaginalite chronique, la surface interne devient
veloutée, la paroi se recouvre de couches de fibrine,
de néomembranes stratifiées. Si l'inflammation a été
vive, aiguë, le liquide contenu devient trouble, épais,
floconneux ; parfois la poche est le siège d'une suppuration franche. D'autres fois, le contenu est hématique,
ou bien les parois deviennent épaisses, ou même cal-
caires.

Les rapports du kyste sont à envisager avec le
cordon, avec la vaginale, avec le testicule, avec le sac
herniaire adjacent. Les éléments du cordon se placent
d'habitude en avant de la tumeur, moins souvent sur

le côté, quelquefois ils sont éparpillés autour d'elle. Le crémaster et la fibreuse commune enveloppent le tout. La vaginale est ou bien adhérente, ou séparée par un diaphragme, ou par une portion de canal vagino-péritonéal transformé en ligament de Cloquet. La coexistence d'un kyste du cordon et d'une hydrocèle vaginale congénitale, ou même acquise, n'est pas exceptionnelle. En général la tumeur n'a aucune connexion avec le testicule : ce dernier organe est dans sa situation normale et ne semble nullement influencé par la présence du kyste. Dans certains cas, il y a ectopie.

Les rapports avec la hernie sont singulièrement plus intéressants : la persistance d'un sac herniaire au-dessus ou dans le voisinage du kyste est un phénomène presque constant. Plusieurs cas peuvent se présenter : le sac herniaire est séparé du kyste par un cordon creux : c'est le canal vagino-péritonéal persistant dans son intégrité, sans production de liquide dans son intérieur. Plus souvent le sac herniaire est séparé du kyste par un cordon, le ligament de Cloquet ; cet organe est fibreux, inextensible, relativement facile à distinguer au milieu des autres éléments du cordon, inséré d'une part au fond du sac herniaire, de l'autre au sommet du kyste ou sur son côté. Dans d'autres circonstances, le sac herniaire est juxtaposé au kyste, descend devant lui, position habituelle, ou derrière, ou en dedans, ou en dehors ; quelquefois le kyste est entouré par une grosse hernie qui le masque et, par suite, devient impossible à diagnostiquer ; par une disposition inverse, la hernie plonge, s'invagine dans le kyste, en déprimant sa paroi supérieure.

Symptômes. — Le début des kystes du canal vagino-péritonéal est toujours insidieux : leur constatation est une découverte de la part du malade qui en

est porteur et qui ignore l'époque de leur apparition.
A titre d'exception, signalons les kystes enflammés,
dont la symptomatologie, bruyante autant que subite,
simule un étranglement herniaire : l'état général
sérieux, la douleur vive, les vomissements même, rien
n'y manque, à part la constipation toutefois ; on croit
à un étranglement, c'est un kyste suppuré.

La tumeur est mobile sous la peau et sur les plans
profonds. Le cordon est distinct seulement au-dessus
et au-dessous de la tumeur. La fluctuation est ordinairement peu nette, parce que la poche, franchement
distendue par le liquide, donne plutôt une sensation
de rénitence, d'élasticité, toute spéciale. La transpa-
rence n'est possible à constater que sur les variétés à
siège scrotal. L'impulsion par les efforts, la toux
n'existent pas, sauf le cas d'une hernie en rapport très
direct, presque immédiat.

Chez les nouveau-nés, les kystes du cordon sont
petits, sphériques, durs, haut placés, contre l'anneau
inguinal externe ; ils se mobilisent facilement, selon
la direction du trajet inguinal dans lequel ils fuient
à la moindre pression. C'est pourquoi ces tumeurs,
tout en étant irréductibles, donnent souvent l'illusion
d'une réduction qui n'est en réalité qu'une translation
en masse. La méprise est particulièrement facile dans
deux cas : 1° lorsque le kyste est petit ; 2° lorsque, la
tumeur étant bilobée, le liquide du sac déclive disparaît par la pression dans la poche plus élevée.

Le liquide contenu varie journellement ; le kyste est
plus tendu le soir, moins le matin, après le repos de
la nuit ; pendant certaines périodes, la tumeur semble
disparaître ; on croit à une guérison, mais elle ne
se maintient pas et, sous l'influence de causes impré-
cises, de la marche et de la fatigue le plus souvent,
le kyste réapparaît.

Le testicule n'est pas en arrière de la tumeur, mais au-dessous, toujours indépendant, libre sur toutes ses faces.

Les signes fonctionnels sont nuls.

Pronostic. — La disparition spontanée des kystes du cordon s'observe quelquefois, de préférence chez les tout jeunes enfants. Presque toujours ils affectent une marche chronique; ils persistent indéfiniment. Ils sont sujets à quelques complications, en général peu fréquentes : l'épanchement sanguin intrakystique par traumatisme, ou par rupture spontanée des fausses membranes développées à la face interne de la poche, à la suite d'un travail inflammatoire chronique; d'autres fois, ils s'infectent et suppurent.

Diagnostic. — Le diagnostic en est facile pour tout clinicien un peu exercé, et pourtant il est rarement fait. Combien sont nombreux les malades porteurs d'un kyste du canal vagino-péritonéal, qui se présentent munis d'un bandage, s'évertuant à faire rentrer une tumeur irréductible, qui serait bien tolérée sans cet appareil intempestif, seule cause de leurs souffrances! En somme, le kyste est refoulable, mais non réductible; malgré tous les efforts, il ne rentre pas dans le ventre; tout au plus se cache-t-il dans le canal inguinal, dans la paroi abdominale; la hernie, au contraire, disparaît complètement; que la sonorité existe ou non, que le gargouillement soit net ou obscur, la tumeur s'est dérobée dans le ventre, laissant béant à sa place l'orifice herniaire. En réalité, la confusion n'est excusable que dans le cas de kyste peu volumineux, placé très haut et occupant le canal inguinal; il possède, dans ce cas particulier, des propriétés de fausse réductibilité pouvant le faire prendre pour une pointe de hernie, ou une épiplocèle, d'autant mieux que presque toujours le malade se présente à l'examen porteur d'un bandage. Pour éviter l'erreur, il suffit de repousser fortement en bas le kyste hors du canal inguinal, qui devient alors libre et où l'on ne constate plus aucune tumeur.

Le diagnostic est plus embarrassant lorsqu'il y a coexistence de hernie et de kyste vagino-péritonéal ; presque toujours une des deux affections est méconnue, la hernie principalement, et, comme le cas est très fréquent, il conduit à des déductions thérapeutiques dont nous aurons à tenir compte. En y prêtant une scrupuleuse attention, on arrive à distinguer l'une de l'autre les deux dépendances du canal vagino-péritonéal, l'une pleine, rénitente, mobile, mais incoercible ; la seconde réductible, disparaissant et réapparaissant à volonté par les manœuvres alternatives de pression des doigts du chirurgien et d'effort de toux du malade.

Nous avons dit un mot du kyste suppuré et de la hernie étranglée ; il suffit d'être prévenu et de faire porter spécialement l'interrogatoire sur le fonctionnement du tube digestif.

Beaucoup de malades adultes atteints d'hydrocèle enkystée du cordon se croient privilégiés de la nature et possesseurs d'un troisième testicule. Or, la polyorchidie n'existe pas ; tous les testicules qui ont été qualifiés de *surnuméraires* sont des erreurs de diagnostic. La première chose à faire dans l'examen du malade est de s'assurer de la présence des deux testicules normaux au fond des bourses ; du même coup on jugera la question du testicule supplémentaire et du testicule en ectopie.

Le diagnostic des kystes du cordon avec les tumeurs liquides de la région funiculo-scrotale est assez complexe. Nous avons étudié antérieurement les caractères de l'hydrocèle congénitale et de l'hydrocèle en bissac.

Dans l'un comme dans l'autre cas, le testicule n'est pas indépendant; il est noyé dans le liquide de la poche, difficile à trouver, impossible à isoler.

Les kystes spermatiques sont presquè toujours en rapport avec l'épididyme; très rarement ils sont en connexion avec le canal déférent; néanmoins, on en a vus qui étaient remontés assez haut pour prêter à confusion et, de plus, il y en a d'autres qui proviennent des vestiges aberrants des canalicules de Wolff, s'embranchant sur le canal déférent. Dans ces cas exceptionnels, le diagnostic ne pourra se faire que par la ponction; la seringue de Pravaz retirera un liquide lactescent.

Nous nous sommes déjà suffisamment étendu, dans les chapitres précédents, sur les kystes sacculaires ou pseudo-sacculaires développés dans les sacs herniaires déshabités. Les hygromas préherniaires développés sous la pression du bandage, surtout à la région inguinale, ne sont vraisemblablement que des kystes méconnus. Les kystes hydatiques du cordon sont une rareté. L'hématocèle traumatique du cordon sera facile à séparer du kyste devenu hématique.

Les tumeurs solides de la région funiculaire sont très rares : lipomes, myxomes, sarcomes, myomes du cordon ne s'observent qu'à titre d'exception. Sauf pour les premières, un caractère clinique commun les distingue : c'est leur consistance solide. La tuberculose, la syphilis du cordon, envahissant le canal déférent sur une grande longueur, diffèrent suffisamment d'une tumeur isolée de la région.

Traitement. — Les kystes du canal vagino-péritonéal peuvent disparaître spontanément, dans les quelques semaines qui suivent la naissance. Il y a donc lieu de temporiser chez les tout jeunes sujets. Plus tard, il faudra proscrire tout bandage; l'appareil est inutile, puisque la contention de la hernie est généralement faite par le kyste lui-même; de plus, il serait nuisible, en irritant la tumeur sur laquelle il exerce sa pression.

1° *Méthode des injections*. — On pourra tenter les injections modificatrices, d'alcool en particulier. Nous avons dit ce que nous pensons de ce genre de trai· tement : la récidive est par trop fréquente pour qu'on puisse conseiller ce moyen infidèle.

2° *Méthode sanglante*. — Reste la méthode sanglante; c'est la seule qui convienne à presque tous les cas. L'énucléation de la tumeur peut très bien s'opérer, en y mettant quelque soin, et l'extirpation se fait, en général, sans ouvrir la poche et sans donner issue à son contenu. L'incision est identique à celle de la cure radicale de la hernie qui, dans la majorité des cas, termine l'opération. Pour mener à bien cette ablation complète, il est nécessaire de trouver le plan de clivage favorable : après réclinaison des fibres crémastériennes éparpillées et ouverture de la fibreuse commune, il s'agit de trouver une petite nappe de tissu cellulaire, tout à fait juxtaposée au sac séreux lui-même; avec quelque habitude, on finit par reconnaître cette zone qui permet de séparer le kyste par tractions à l'aide des pinces et des doigts, en ménageant les éléments du cordon. Une fois le kyste énucléé, on suit sa continuation sous forme de ligament de Cloquet jusqu'au sac herniaire, qui est traité à la manière ordinaire; la suture des piliers complète la cure radicale et termine l'opération. C'est précisément la nécessité de mener de front les deux interventions : ablation du kyste, cure de la hernie, jointe à l'extrême fréquence de la simultanéité des deux affections, qui fait de l'opération sanglante la seule méthode rationnelle de traitement.

V. — LES KYSTES DU CANAL DE NÜCK

La plus grande analogie existe entre les kystes du cordon et les kystes du canal de Nück. Si le lecteur veut bien se reporter aux études préliminaires sur le canal vagino-péritonéal, il verra l'identité parfaite de ce conduit séreux dans les deux sexes ; à une disposition anatomique semblable correspond une pathologie en tous points comparable.

Le canal de Nück, nié par Duplay et ses élèves, a la forme d'un U renversé, embrassant dans sa concavité l'anse des vaisseaux épigastriques. Plus ou moins largement ouvert sur le péritoine, il donne lieu, lorsqu'il est distendu par du liquide, à l'hydrocèle congénitale, très rare dans le sexe féminin. Ne communiquant plus avec la grande séreuse, il est l'origine des kystes isolés, multiples ou en chapelet, tout comme dans le sexe masculin.

L'étiologie, la pathogénie, la configuration anatomique, l'état de la poche kystique, du liquide contenu, etc., donnent lieu aux mêmes considérations que les kystes du cordon. Comme pour le sac herniaire, l'adhérence du ligament rond à la paroi kystique est bien plus grande que celle du cordon testiculaire.

Symptômes. — La tumeur est piriforme, logée à la partie supérieure de la grande lèvre, empiétant sur le canal inguinal et simulant une hernie oblique externe. Elle est fluctuante ou bien tendue, dure, élastique. Elle est irréductible, ne subit aucune impulsion par l'effort, sauf dans le cas, fréquent du reste, où la percussion révèle la sonorité d'une hernie à sa partie supérieure. En résumé, signes généraux négatifs et signes locaux, quels qu'ils soient, identiques à ceux des kystes du cordon.

Diagnostic. — Quelques considérations diagnostiques sont spéciales au sexe féminin. Les kystes de la glande vulvo-vaginale se présentent à la partie inférieure et interne de la grande lèvre et font saillie dans la paroi vaginale ; les kystes du canal de Nück se montrent à l'extérieur et en haut de la grande lèvre.

L'ovaire hernié kystique devient turgide au moment des règles, et la pression exercée sur lui donne à la malade une sensation spéciale très caractéristique. Les fibromes du ligament rond sont le siège de douleurs très intenses, irradiées du côté des lombes. Le cathétérisme jugera rapidement la question des diverticules de la vessie.

Les autres points de diagnostic ne diffèrent en rien de ce que nous avons dit pour l'homme : l'épiplocèle adhérente est molle, pâteuse, non transparente ; l'entérocèle sonore, réductible avec gargouillement, etc.

Nous n'insisterons pas non plus sur le diagnostic différentiel entre la hernie étranglée et le kyste suppuré.

Traitement. — Comme tous les kystes du canal vagino-péritonéal, ceux du canal de Nück sont justiciables de l'extirpation ; les mêmes arguments, basés sur la coexistence d'un sac herniaire sus-jacent, plaident en faveur de la thérapeutique par le bistouri.

VI. — L'ECTOPIE TESTICULAIRE

1. — VARIÉTÉS.

La migration du testicule est incomplète ou défectueuse. Dans le premier cas, la glande s'arrête en un point du trajet qu'elle doit parcourir ; dans le second, elle se place dans une situation qui n'a aucun rapport avec celle qu'elle peut occuper dans la vie intra-utérine.

Comme notre but principal est de faire le diagnostic et le traitement des tumeurs funiculaires en rapport avec les vices de conformation du canal vagino-péritonéal, nous ne nous occuperons pas des migrations défectueuses, et parmi les incomplètes nous n'envisagerons que les variétés inguinales. Or, ces dernières représentent la grande majorité des cas, 67 p. 100 de toutes les ectopies réunies.

La plupart des auteurs prétendent que l'ectopie testiculaire est rare ; les statistiques, basées sur l'examen de l'appareil génital des conscrits, donnent un cas d'ectopie sur 800 ou 900 sujets. Nous croyons l'anomalie plus fréquente ; nous avons examiné à la consultation des Enfants-Malades, pendant les cinq années sur lesquelles porte notre statistique, environ 30000 enfants, dont vraisemblablement un peu plus de 15000 garçons. Nos opérations comportent 120 orchidopexies pour ectopies fixes, ce qui équivaut à peu près à 8 p. 1000.

Les obstacles anatomiques à la descente normale du testicule sont assez nombreux, mais inconstants : des brides dépendant du grand oblique, des trousseaux fibreux interposés aux éléments du cordon et

P. Villemin. — Le Canal vagino-péritonéal.   5

s'attachant au canal vagino-péritonéal particulièrement difficile à séparer, l'insuffisance du scrotum trop
peu développé pour recevoir la glande, la présence
d'une cloison fibreuse transversale occupant la base
du scrotum sont autant d'empêchements à la migration
testiculaire. Signalons aussi la brièveté réelle du
canal déférent, loin d'être constante d'ailleurs ; il
y a des ectopies à cordon suffisant, d'autres à cordon
insuffisant ; les premières seules peuvent guérir par
le massage, les tractions sur la glande ; les secondes
résistent même à l'intervention sanglante.

L'hérédité n'est pas contestable, mais elle est peu
fréquente. Les interprétations auxquelles ont donné
lieu le gubernaculum testis et ses trois faisceaux ne
sont que théories. Mais, de toutes les causes, la plus
commune, c'est le bandage : prescrit par erreur de
diagnostic, il refoule la glande dans l'abdomen et
provoque son adhérence aux parois du canal vagino-
péritonéal ; la migration, qui souvent n'était que
retardée, est devenue impossible.

L'ectopie inguinale, la seule dont nous nous occupons ici, est *inguinale interne* lorsque le testicule est
à l'anneau interne, *inguinale interstitielle* s'il est dans
le canal, et *inguinale externe* quand il fait saillie à
l'anneau du grand oblique. Dans le canal inguinal, la
glande est dirigée selon l'axe du conduit, l'extrémité
supérieure étant en dehors et en haut, la face externe
en avant, le bord antérieur en haut ; elle se crée par
tassement une loge qu'elle ne quitte guère. La pression du bandage peut la repousser derrière l'arcade
crurale, ou en dehors du canal, entre l'aponévrose
superficielle et celle du grand oblique.

La conformation du péritoine mérite de nous
arrêter un instant. Le canal vagino-péritonéal est
ouvert, soit largement sur le péritoine, soit par un

pertuis plus ou moins étroit. Dans d'autres cas, il y a un sac herniaire et une vaginale indépendants, ou bien il n'y a pas de sac et la vaginale est normale. Enfin on a vu le sac péritonéal descendre plus bas que le testicule resté dans le canal inguinal ; dans ce cas, il y a eu soit une hydrocèle, soit une hernie qui a entraîné la séreuse au delà de la glande.

Le plus souvent les annexes du testicule sont solidaires de la glande génitale : par exception, l'épididyme et le canal déférent peuvent poursuivre seuls leur migration et descendre plus ou moins bas dans le scrotum ; tantôt l'épididyme s'engage dans l'anneau externe et le franchit, tout en restant en continuité avec le testicule ; tantôt il est complètement séparé et se retrouve isolé dans le scrotum. Plus rarement encore le canal déférent descend seul à travers l'anneau jusqu'au fond des bourses.

L'ectopie testiculaire s'accompagne presque constamment d'une hernie : cette dernière est testiculaire ou funiculaire, suivant que le canal vagino-péritonéal est complètement libre ou oblitéré partiellement ; la première forme est beaucoup plus fréquente que la seconde, à l'inverse de ce qui s'observe dans les cas de migration normale. Ordinairement la hernie reste interstitielle, incluse dans le canal inguinal et ne franchit pas l'anneau externe ; mais, le testicule n'étant qu'un obstacle relatif, la hernie le déborde et gagne le scrotum, le sac prenant la forme d'un sablier ; le plus souvent elle reste sous forme de bubonocèle, l'état rudimentaire des bourses ne permettant pas son amplification plus bas que la région funiculaire.

Dans d'autres circonstances, la hernie subit, soit du fait de la présence du testicule, soit du fait du bandage, une déviation qui donne lieu à une des trois variétés propéritonéale, pariétale interstitielle, préinguinale.

Ce sont trois espèces anormales de hernie qui s'étagent en arrière de la paroi abdominale, dans son épaisseur, ou en avant d'elle, suivant des circonstances que nous allons étudier succinctement.

Hernie propéritonéale. — La hernie propéritonéale (fig. 15) se compose d'un sac inguinal, constitué aux dépens du canal vagino-péritonéal, et d'un sac propéri-

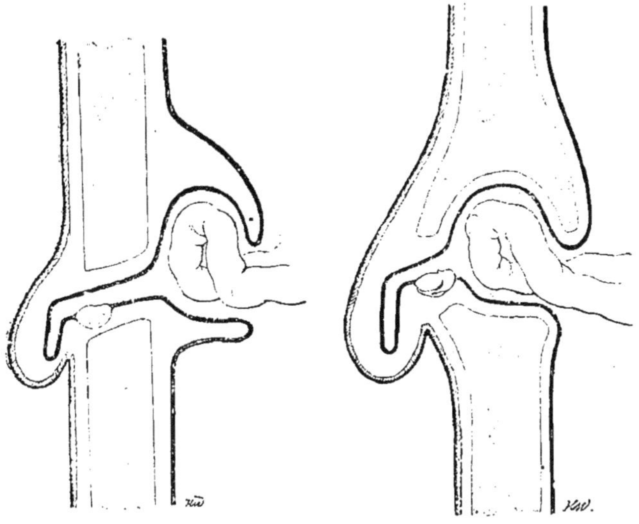

Fig. 15.
Hernie propéritonéale.

Fig. 16.
Hernie pariétale interstitielle.

tonéal, situé en avant du péritoine, entre la séreuse et le fascia transversalis ; le premier sac débouche dans le second et ce dernier dans la cavité abdominale par un orifice variable. Le sac sous-péritonéal se porte dans des directions diverses, vers la vessie, vers le trou obturateur, dans la fosse iliaque. Il est toujours plus considérable que le sac inguinal ; il peut atteindre le volume d'une tête de fœtus : en cas d'étranglement, c'est constamment lui qui est en cause. Si le testicule est presque toujours en ectopie,

ce n'est toutefois pas une condition absolument indispensable à sa formation. Elle dépend du vice de
conformation du canal vagino-péritonéal que nous
avons signalé antérieurement ; elle résulte du développement considérable de l'infundibulum qui va de
la valvule initiale à l'orifice inguinal interne ; cette
première partie du canal vagino-péritonéal, encore
dénommée *vestibule rétropariétal*, donne asile aux
anses intestinales que le canal inguinal n'arrive pas
à contenir ou que le taxis a refoulées.

Pour en finir avec la hernie propéritonéale, disons
tout de suite que son diagnostic n'a jamais été fait
qu'une seule fois sur le vivant : dans tous les autres
cas, elle fut opérée pour des accidents d'étranglement
dont on méconnut le mécanisme, et elle ne fut reconnue
qu'à l'autopsie. La cause de la méprise réside dans la
facilité avec laquelle on réduit l'anse inguinale dans le
diverticule propéritonéal dont l'orifice de communication est généralement large ; ce n'est qu'en prati-
quant une large hernio-laparotomie qu'on ne sera pas
exposé à rester au-dessous de la cause de l'étranglement, sans la reconnaître.

Hernie pariétale interstitielle. — La hernie
inguino-interstitielle, pariéto-interstitielle, intra-
pariétale (fig. 16) comporte invariablement l'ectopie
testiculaire ; la glande sexuelle se trouve à l'anneau
externe du canal inguinal, anneau très rétréci ou
même complètement fermé. L'intestin, qui s'est engagé
dans le canal vagino-péritonéal, s'arrête à l'orifice
externe, en butant contre le testicule ; la pression
abdominale fait pénétrer de nouvelles anses qui,
d'abord, dilatent le canal inguinal, puis, ensuite, s'en-
gagent dans la paroi qui offre le moins de résistance,
c'est-à-dire la paroi supérieure. La hernie prend alors
l'apparence d'une tumeur inguinale parallèle à l'arcade

crurale, sonore à la percussion, se dessinant sous l'aponévrose du grand oblique. Au fur et à mesure qu'elle se développe, elle prend la forme d'un champignon dont la tête apparaît en haut et en avant, tandis que le pied correspond à l'orifice inguinal interne.

Hernie préinguinale. — La hernie inguino-superficielle, préinguinale (fig. 17), ne rencontrant pas un scrotum assez ample pour s'y développer, se recourbe en dehors et en haut dans le tissu cellulaire sous-cutané, dans une région où le testicule l'a généralement précédée. Elle se présente sous la forme d'une tumeur molle, sonore, voisine du testicule qui est sous la peau. Une fois rentrée, elle laisse facilement explorer un anneau de dimensions normales ou même dilaté. Ces caractères suffisent à la différencier de la précédente, avec laquelle il ne faut pas la confondre.

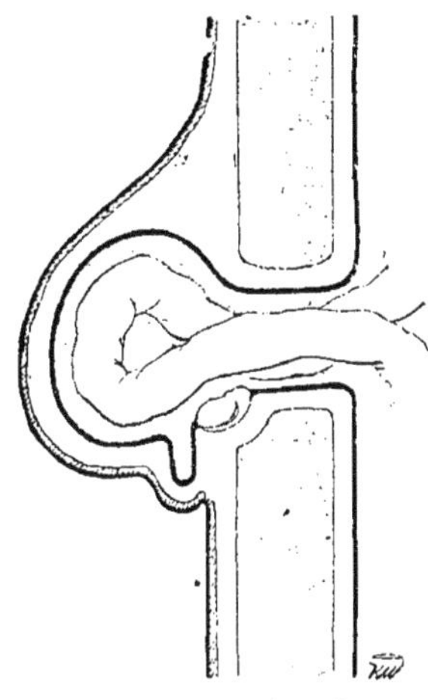

Fig. 17. — Hernie préinguinale.

Hernie enkystée de la tunique vaginale. — Pour être complet, signalons enfin la hernie enkystée de la tunique vaginale ; l'ectopie concomitante est commune, mais n'est pas nécessaire ; on en peut dire autant de l'épanchement qui peut se faire dans cette tunique vaginale, mais qui ne s'observe pas dans tous les cas. Il y en a deux variétés. Dans la première, le canal vagino-péritonéal a subi à sa partie supérieure une oblitération incomplète en forme de diaphragme ; peu à peu l'intestin force cet orifice et vient au contact du testicule ou du liquide du sac, s'il y a hydrocèle ;

dans certains cas, l'anse intestinale s'étrangle brusquement sur l'arête vive de la cloison diaphragmatique. Dans la seconde variété, le canal vagino-péritonéal est complètement fermé dans sa partie supérieure, tandis que sa partie inférieure persistante est vide ou atteinte d'hydrocèle ; alors une hernie, acquise si l'oblitération était complète en haut, congénitale s'il y avait une amorce de canal péritonéo-vaginal au niveau de l'infundibulum, se développe progressivement, descend de plus en plus, refoulant la tunique vaginale vide ou pleine et se coiffant d'elle comme d'un doigt de gant. C'est donc une hernie à double sac, voire même munie de trois feuillets séreux, ce qui fait qu'on a pu en expliquer la formation par l'invagination en télescope du canal péritonéo-vaginal. On a vu semblablement des hernies enkystées de la grande lèvre chez la femme.

Testicule ectopique. — Une question du plus haut intérêt nous reste à examiner : quelle est la valeur du testicule ectopique au point de vue fonctionnel? Malgré notre désir d'abréger ici le plus possible les questions d'anatomie pathologique, l'état histologique et les fonctions de la glande ne peuvent être décrits à la légère, car la conduite thérapeutique en dépend : si le testicule est anatomiquement et physiologiquement de nulle valeur, la thérapeutique expectante ou de sacrifice est seule recommandable; si le testicule n'est pas gênant, on le laisse; dans le cas contraire, on l'enlève. Mais si, au contraire, la glande sexuelle peut encore, ne fût-ce qu'en partie, remplir ses fonctions, si, dans des conditions nouvelles, elle est susceptible de s'améliorer, de parachever son développement, on doit la respecter et la placer dans les conditions les plus favorables à son relèvement.

Toutes les opinions, établies d'ailleurs sur des examens histologiques sérieux, ont été émises à ce propos;

on a dit que le testicule était passé à l'état fibreux;
on a dit qu'il n'était pas modifié dans sa structure.
Les deux opinions sont vraies ; tout dépend de l'âge
des sujets ; Follin, qui n'avait examiné que des adultes,
soutenait la première des deux affirmations citées plus
haut ; Godard, dont les études avaient porté sur des
enfants, était le défenseur de la seconde. En résumé,
voici ce qu'on observe : chez l'enfant, les lésions
interstitielles dominent, le tissu conjonctif se multiplie
à la périphérie des lobules et entre les tubes sémini-
fères ; chez l'adolescent et l'adulte, ce sont les lésions
parenchymateuses qui priment ; les cellules épithéliales deviennent granulo-graisseuses, puis finissent
par disparaître, pendant que l'évolution conjonctive
n'a fait que s'aggraver. Tels sont les faits auxquels
nous nous bornerons, ne voulant pas entrer dans le
débat survenu à ce propos entre les auteurs qui con-
sidèrent les lésions épithéliales comme primitives et
ceux qui font de ces altérations une conséquence de
la sclérose péricanaliculaire rappelant le type du
testicule sénile.

La conclusion de cet exposé est la suivante : le testicule ectopique, primitivement sain chez l'enfant, ou
n'ayant d'autre altération que la diminution de
volume, subit avec l'âge une atrophie lente, graduelle
et uniforme. La formule thérapeutique qui s'en
dégage est que l'on peut castrer sans grand inconvénient l'adulte cryptorchide, mais qu'on doit à tout
prix respecter le testicule ectopique de l'enfant.

Une chose reste néanmoins inexpliquée ; si quelques
auteurs (Beigel, Albert [de Vienne], Monod et Arthaud)
ont trouvé, au microscope, des spermatozoïdes dans
les testicules ectopiques, on s'accorde généralement à
reconnaître la stérilité des sujets doublement cryp-
torchides. D'autre part, la descente artificielle du

testicule est une opération de date récente et les résultats qu'elle donne au point de vue fonctionnel sont mal connus ; l'enquête en est d'ailleurs assez difficile, et ensuite, pour avoir de la valeur, elle ne peut porter que sur les sujets ayant été opérés pour une ectopie double, et ils sont rares.

Le cordon testiculaire des ectopiques ne comporte que quelques considérations ayant une certaine valeur au point de vue opératoire. Nous avons déjà parlé de la brièveté de ce cordon, obstacle à la descente artificielle. Les adhérences au canal vagino-péritonéal rendent la séparation du sac séreux assez difficile à obtenir. Enfin le crémaster nous a toujours paru particulièrement développé ; ses faisceaux rougeâtres englobent le cordon de toutes parts, et ce n'est qu'après leur section complète que le testicule consent à descendre.

2. — SYMPTÔMES ET DIAGNOSTIC.

Symptômes. — Le premier signe qui frappe à l'examen d'un ectopique, c'est l'état du scrotum ratatiné, ramassé à la base du pénis, fortement ridé, atrophié au point de disparaître chez le cryptorchide complet, au contraire asymétrique, déjeté d'un côté, avec un raphé latéral chez l'ectopique simple. Le palper trouve les bourses vides ou bien un seul testicule, qu'il est aisé d'attribuer au côté auquel il appartient, en tirant sur lui pour voir vers quelle région inguinale se dirige le cordon.

Il est alors facile, en général, de trouver, dans la région funiculaire supérieure ou dans la région inguinale, une tumeur ovoïde, rénitente, plus ou moins mobile, ayant une sensibilité spéciale chez l'adulte, franchement douloureuse dans certaines circonstances ou, au contraire, absolument indolente chez l'enfant. Parfois la glande est si petite, d'une consistance tellement molle que sa recherche doit être poursuivie avec insistance, avant de rejeter l'idée d'une ectopie inguinale et de conclure à une variété iliaque ou abdominale.

A mesure que le sujet avance en âge, le testicule ectopié présente une fixité d'autant plus grande ; il s'est fait une loge dans les nappes du tissu cellulaire qui l'entoure, les multiples traumatismes auxquels il est exposé ont provoqué des adhérences qui le retiennent. Chez l'enfant, il présente une mobilité variable, mais en tous cas assez grande ; souvent il semble disparaître dans le décubitus dorsal, pour réapparaître par la station debout, ou l'effort abdominal.

L'intestin est au-dessus, au-devant ou au-dessous ; sa recherche est parfois malaisée. Souvent il ne semble pas qu'il y ait de hernie et, presque toujours, au cours de l'opération, on découvre un canal vaginopéritonéal en communication avec le péritoine. En général, sauf le cas d'adhérences, la hernie se réduit très facilement et se reproduit à l'aide des moyens cliniques ordinaires.

L'ectopie unilatérale n'entraîne aucune modification dans l'habitus extérieur de l'individu ; dans le cas de cryptorchidie double, il y a lieu de diviser ceux qui en sont atteints en deux classes. Les uns ont tous les attributs de la virilité, les appétits sexuels sont intacts, la voix est mâle et la barbe est aussi abondante que chez d'autres hommes. Mais si ces sujets ne sont pas impuissants, ils sont toujours inféconds. Les autres ont les caractères extérieurs du féminisme : bassin large, formes arrondies, seins développés, voix enfantine, etc.

Comme le fait très bien remarquer Sebileau, les uns

et les autres ressemblent aux castrats, qui sont également de deux ordres : ceux qui tournent au féminisme ont été châtrés de bonne heure ; au contraire, les castrés à l'âge adulte ne subissent que des modifications peu profondes et restent capables de rapprochements sexuels. Aux premiers correspond, d'une manière générale, l'ectopie abdominale ou iliaque ; aux seconds l'ectopie inguinale. Et comme ces derniers n'en restent pas moins inféconds, il est permis d'émettre l'hypothèse suivante : les lésions conjonctives du testicule ectopié entravent la circulation et l'évacuation du sperme, tout comme dans un testicule blennorragique ; elles laissent subsister une certaine sécrétion organique interne dont nous ignorons l'essence, mais qui doit jouer un rôle important dans la genèse du sens génital et le développement de l'individu.

L'ectopie testiculaire peut être temporaire. Pour n'être pas descendus dans les bourses au moment de la naissance, certains testicules n'en accomplissent pas moins leur migration, soit au bout de cinq ou six semaines, soit vers l'âge de quatre à cinq ans, soit plus tard encore, au moment de la puberté. Les cas de descente à vingt-cinq ans, trente-cinq ans sont des exceptions rares. Les migrations retardées de la glande séminale sont lentes, progressives, insensibles ; l'intestin suit toutes ses phases et la hernie s'accuse de plus en plus, au fur et à mesure que le testicule descend. Moins souvent, l'organe, antérieurement fixé dans l'aine, progresse brusquement à l'occasion d'un effort, d'une quinte de toux ; les mêmes mécanismes de contraction des muscles abdominaux peuvent aussi provoquer la réascension d'un testicule descendu qui vient à nouveau habiter sa loge inguinale.

En général, les signes fonctionnels du testicule ectopique sont absolument nuls jusqu'au moment de la puberté. A cette époque, la glande, qui, malgré son atrophie, augmente tout de même un peu de volume, se trouve comprimée dans sa loge et provoque de la gêne, des douleurs qu'exagèrent la marche, la toux, l'effort quel qu'il soit. Au bout d'un temps variable, l'indolence revient et tout rentre dans l'ordre. Mais, dans un certain nombre de cas, les souffrances augmentent, des crises névralgiques se répètent ou atteignent d'emblée un degré d'intensité tel que le sujet demande à tout prix la castration. Ces faits nous amènent à l'étude des accidents et complications relatifs au testicule ectopique.

Brusquement, au milieu de la santé la plus parfaite, le malade est pris d'une violente douleur inguinale, irradiée à tout l'abdomen, avec ballonnement du ventre, nausées, vomissements bilieux, voire même fécaloïdes, constipation absolue, anxiété vive, langue sèche, urines rares, pouls petit, facies grippé, extrémités refroidies ; en un mot, le tableau de l'obstruction intestinale est complet. Or, ce très grave ensemble symptomatique, toujours le même à quelques nuances près (et c'est là ce qui rend fort délicat le diagnostic), peut se présenter dans quatre cas bien différents : le testicule sain subit un froissement énergique au niveau d'un orifice fibreux ; son pédicule subit une torsion dont les conséquences ultimes peuvent être la gangrène de l'organe ; la glande sexuelle est atteinte d'orchite ; la hernie concomitante est étranglée.

Pour ce qui est de l'étranglement herniaire, il suffira de se reporter à la première partie du livre. Il est loin d'être rare ; d'habitude il est serré, siège au niveau de l'orifice profond du canal vagino-péritonéal. Enfin, il a ceci de particulier, dans certains cas exceptionnels du reste, que c'est le testicule lui-même qui comprime l'intestin contre les parois du canal inguinal, et les tentatives de taxis exagèrent la situation, en appliquant la glande comme une soupape sur l'orifice de communication.

On a longtemps admis que le testicule sain pouvait, dans le canal inguinal, être comprimé par des brides fibreuses ou que, plus souvent, ayant franchi l'anneau externe, il y remontait brusquement sous l'influence de l'effort et s'y étranglait. Ces déplacements du testicule existent incontestablement, mais il est douteux qu'ils donnent naissance aux accidents graves simulant l'étranglement herniaire, comme nous les avons décrits plus haut.

Il en est tout autrement de la torsion du cordon spermatique qui s'observe à la suite de traumatisme ou d'effort violents et presque uniquement dans les cas d'ectopie. C'est un accident en tous points analogue au bistournage employé par les vétérinaires, pratique que tout le monde connaît depuis les intéressantes expériences de Chauveau. Le nombre de tours de spire varie de un et demi à deux et demi. Le cordon est gros, noirâtre; ses veines sont turgides, thrombosées. Le testicule et l'épididyme sont tuméfiés, violacés, dans certains cas sphacélés et noirs; la vaginale contient un liquide sanguinolent, les bourses sont œdémateuses.

Cette torsion peut se dérouler spontanément au bout de quelques heures; le testicule revient à l'état normal, ou conserve des lésions plus ou moins étendues d'orchite interstitielle. Mais, si la détorsion ne s'opère pas, la glande sexuelle subit fatalement la nécrobiose; ses artères terminales ne peuvent, en aucun cas, être suppléées par les anastomoses provenant des enveloppes des bourses. D'ailleurs, tout comme dans l'expérience de Chauveau, cette nécrobiose se fait d'une manière aseptique ou septique : s'il n'y a aucune infection venant de l'extérieur, s'il n'y a aucun germe microbien dans le système circulatoire du sujet, la nécrobiose est aseptique et se traduit par une dégénérescence granulo-graisseuse ; dans le cas contraire, c'est le sphacèle, l'élimination gangreneuse accompagnés d'accidents généralement sérieux.

Cliniquement, les choses se traduisent par un ensemble symptomatique dont nous avons décrit une partie : les phénomènes généraux et d'ordre nerveux simulent l'étranglement herniaire à s'y méprendre. Les signes locaux varient avec le sort que subit le testicule, suivant l'importance de l'arrêt circulatoire : le testicule et l'épididyme sont gonflés, douloureux, la vaginale distendue, le scrotum rouge, d'apparence phlegmoneuse ; alors, de deux choses l'une, ou bien tous ces accidents s'amendent, disparaissent et lentement le testicule s'atrophie, ou bien un abcès se forme, les téguments se perforent et l'organe gangrené s'élimine.

L'orchite blennorragique n'est pas très rare : la situation du testicule en ectopie le prédispose aux infections; l'impossibilité d'échapper aux contusions, aux froissements de toute espèce par la fixité qui le retient dans sa loge, en est une des raisons. Lorsque le canal vagino-péritonéal persiste entièrement et avec une large communication, la péritonite née autour de la glande sexuelle peut se généraliser; les phénomènes douloureux du début se compliquent alors d'une sensibilité surtout abdominale, de météorisme, de vomissements porracés, de fièvre, etc. Ce qui n'empêche que, en cas de fermeture du canal vagino-péritonéal, les accidents, tout en étant d'une gravité incomparablement moins grande, revêtent souvent une apparence de sévérité telle que le diagnostic reste fort hésitant; l'irritation des nerfs sensitifs de la région entraîne une paralysie réflexe de l'intestin, d'où météorisme, constipation, phénomènes abdominaux qui en imposent pour une affection septique péritonéale. Comme, d'autre part, la palpation est impossible à cause de la douleur, que la vaginalite séreuse concomitante cache tout, le problème diagnostic reste fort ardu, malgré l'absence dûment constatée du testicule correspondant dans les bourses et la présence de l'écoulement blennorragique au méat.

L'infection gonococcique n'est pas la seule en cause. Le cathétérisme, les oreillons même peuvent donner naissance à l'orchi-épididymite du testicule en ectopie.

Nous serons bref sur le cas d'hydrocèle. Elle peut être communicante, ou indépendante du péritoine, rester incluse dans le canal inguinal, ou descendre dans les bourses, affecter la forme en bissac, ce qui est assez fréquent, ou être enkystée. Cliniquement, toutes ces variétés ne présentent rien qui les différencie des formes décrites dans le chapitre précédent: seule, la situation anormale du testicule apporte quelque trouble dans la détermination des différentes parties constituant la tumeur.

L'ectopie facilite encore le développement des maladies organiques du testicule. L'ovaire hernié se trouve d'ailleurs dans les mêmes conditions. Le carcinome surtout, le sarcome souvent, s'observent chez les jeunes sujets, évoluent avec rapidité, envahissent promptement les ganglions abdominaux, récidivent facilement et sont d'un pronostic sévère.

Les cas publiés jusqu'alors de tuberculose, de

syphilis, de maladie kystique du testicule en ectopie sont très douteux.

Diagnostic. — Le diagnostic de l'ectopie testiculaire est en général simple ; il suffit de s'assurer de l'absence de la glande dans les bourses, d'explorer ensuite les lieux d'élection de l'ectopie : aine, partie supérieure de la cuisse, fosse iliaque, périnée. La confusion avec des abcès, des ganglions ne peut être que la conséquence d'un examen bien superficiel. Les seuls points difficiles du diagnostic ont été exposés plus haut, à propos de la hernie concomitante, de la manière de séparer les deux tumeurs, etc.

Pronostic. — Le pronostic n'est pas d'une grande gravité. Unilatérale, l'ectopie ne compromet ni la puissance virile, ni le développement général du sujet ; mais, double, elle entraine fatalement la stérilité. La hernie qui l'accompagne presque toujours est difficile à contenir et s'étrangle fréquemment ; les accidents si douloureux de pseudo-étranglement ne sont pas absolument exceptionnels, la péritonite vraie peut compliquer l'épididymite si le canal vagino-péritonéal est resté perméable, et enfin les dégénérescences organiques ont une fàcheuse prédilection pour les testicules en situation anormale. Il n'en faut pas tant pour chercher à remédier, par tous les moyens en notre pouvoir, à un état passible de ces complications dangereuses et auquel s'ajoute encore l'état moral du sujet, qui n'ignore pas son infériorité au point de vue des fonctions génératrices.

3. — TRAITEMENT.

Il y a à peine quinze ans, un auteur classique (Duplay, 1888) rééditait encore cette phrase de Gosselin : « La cryptorchidie inguinale compliquée de hernie est souvent une infirmité incurable exigeant le repos et d'excessives précautions. » Cette thérapeutique d'expectation résignée n'est plus de mise aujourd'hui; il ne saurait plus être question, en présence d'une ectopie compliquant une hernie, de réduire toujours testicule et intestin, sacrifiant ainsi la glande pour se mettre plus sûrement à l'abri des dangers de la hernie. Repousser dans le ventre le testicule non descendu pour tâcher de guérir par le bandage la hernie nous paraît être une conduite à peine défendable chez un adulte se refusant à toute opération, mais absolument mauvaise chez l'enfant.

D'un autre côté, laisser le testicule et la hernie sortir à la fois du canal inguinal, si toutefois le premier veut bien continuer sa migration, tout en surveillant les choses de près pour saisir le moment où l'intestin pourra être maintenu par un bandage sans que la glande soit comprimée, froissée ou atrophiée par lui, nous semble une pratique pleine d'aléa. A la rigueur, les petits malades de la clientèle privée, surveillés attentivement par leurs mères, soumis à des manœuvres de traction testiculaire tous les jours, puis au port du fameux bandage en fourche généralement si inefficace, peuvent tenter pendant quelques années les chances d'une amélioration dans leur état; mais nous estimons que les enfants appartenant à la classe qui fréquente nos hôpitaux, abandonnés à eux-mêmes une grande partie de la journée, n'ayant auprès d'eux personne qui comprenne l'importance du traitement par élongation du cordon à l'aide de tractions quotidiennes, doivent bénéficier à l'heure actuelle de la chirurgie aseptique.

Quant à la castration, nous nous refusons toujours à la pratiquer chez l'enfant, sauf dans le cas de dégénérescence du testicule; si atrophiée que paraisse la

glande séminale au moment de l'intervention, nous
ne savons ce que l'avenir nous réserve et nous devons
tenter sa conservation.

Ceci dit d'une manière générale, la conduite à tenir
varie selon l'âge des ectopiques. L'abstention complète est de règle dans les premières années ; trois
raisons militent en sa faveur : la migration peut s'ac-
complir spontanément, le bandage ne ferait que
l'entraver, l'opération exposerait à quelques complications.

Un peu plus tard, pendant la seconde enfance et
jusqu'à la puberté, les avis sont partagés entre
l'abstention, le massage, le bandage et l'opération.
Selon la première opinion, il y a lieu d'attendre la
descente spontanée jusqu'à son extrême limite possible, quinze ou seize ans environ. Pour faire plus,
on a conseillé des pressions de haut en bas sur le
testicule, dans le sens du canal inguinal, tout en
maintenant d'une main la hernie qui tendrait à
suivre le testicule; ces manœuvres doivent être
répétées tous les jours, plusieurs fois par jour, autant
que faire se peut par une personne ayant des no-
tions anatomiques précises sur la conformation du
canal vagino-péritonéal; c'est dire que tout le
monde n'est pas apte à pratiquer quotidiennement
cette séparation d'une hernie à remonter et d'un
testicule à descendre, en luttant contre leurs ten-
dances inverses.

Le bandage en fourche comporte une pelote s'appliquant sur le canal inguinal, et une partie inférieure évi-
dée en croissant, destinée à enchâsser le testicule dans
sa concavité. Presque toujours cet appareil détermine
une telle gêne, de si vives douleurs, qu'il ne peut être
supporté par les enfants; ou bien il est inefficace, en
ce sens que le testicule cherche à remonter malgré la

fourche, et plus encore la hernie tend à descendre
sous la pelote dont il a fallu modérer la pression
pour éviter la douleur et la congestion des veines du
cordon. Peut-on tout au moins, si l'on n'obtient pas
la descente du testicule dans les bourses, compter
sur la guérison de la hernie par le bandage? Nous
avons dit ce que nous pensions de la cure par le bandage en général; et lorsque l'ectopie s'y ajoute, son
efficacité devient plus illusoire encore.

Pour nous, voici comment il faut envisager les
choses. Dans l'ectopie inguinale et ses variétés, les
seules dont nous nous occupons, on doit reconnaître
deux types. Dans le type mobile, le testicule, de
forme, de consistance et de volume normaux, occupe, suivant les circonstances, une place variable
depuis le canal inguinal jusqu'au fond des bourses.
Dans le type fixe, le testicule, petit, dur, douloureux,
mal formé, ne descend pas, quoi qu'on fasse; le
massage ne produit aucun résultat. Aussi notre
conviction est-elle que seule l'ectopie non compliquée de hernie d'une part, et appartenant au type
mobile de l'autre, est justiciable des manœuvres de
traction quotidienne; et encore, si elles ont été con-
venablement conduites, on fera bien d'y renoncer au
bout de deux ou trois ans d'efforts infructueux. Dans
tous les autres cas, l'opération est le seul moyen de
traiter l'ectopie.

Ces considérations s'appliquent *a fortiori* aux ado-
lescents ayant atteint l'âge de la puberté. Il ne faut
plus compter sur les migrations exceptionnelles
s'effectuant après cette époque. Plus que jamais l'orchidopexie s'impose.

Chez l'adulte, dont le testicule ectopique est atrophié
et de valeur nulle au point de vue fonctionnel, tout
l'intérêt se porte sur la hernie, dont il convient de

supprimer les inconvénients et les dangers. Le testicule, ne comptant plus, peut être supprimé ou fixé au fond des bourses, si la chose est facile, au gré de l'opérateur ; en tout cas, il ne doit pas constituer un impedimentum opératoire et compromettre les résultats de la cure radicale.

L'âge intervient donc comme facteur important dans les indications de l'intervention chirurgicale ; mais ce n'est pas le seul : en dehors des accidents qualifiés d'étranglement testiculaire, qui demandent un prompt et radical remède, on peut dire que les indications se réduisent à trois principales : l'échec des manœuvres externes d'abaissement, de ce qu'on pourrait appeler la *méthode orthopédique*, les phénomènes douloureux habituels ou, tout au moins, très fréquents, enfin la présence d'un sac herniaire. La question de la hernie concomitante est peut-être la plus importante de toutes. Jalaguier a dit que, dans tous les cas où il a eu l'occasion d'intervenir, il a toujours trouvé une hernie coexistante, et nous sommes entièrement disposé à accepter cette formule dans ce qu'elle a d'absolu. Cette remarque implique deux choses : 1° la justification de l'intervention opératoire, qui alors a deux buts à poursuivre : traiter la hernie apparente ou latente par la cure radicale, placer le testicule dans une situation telle qu'il échappe aux froissements douloureux et qu'il poursuive peut-être son développement entravé ; 2° l'abaissement de l'âge auquel cette intervention doit se faire. Tout le monde est d'accord pour reconnaître que la cure radicale d'une hernie congénitale prise de bonne heure est vraiment définitive, et le résultat en vaut la peine, car c'est la plus fâcheuse des hernies. Si l'intestin n'est pas descendu, la disposition congénitale n'en existe pas moins ; à tant faire que d'opérer, il vaut

mieux aller jusqu'au bout et faire une cure radicale
préventive; si l'on veut, elle sera le but principal et la
fixation du testicule en bonne place le but accessoire;
l'opération durera quelques minutes de plus et n'en
sera guère plus compliquée.

Or, on a successivement abaissé l'âge où l'opération
de la hernie a été jugée possible à faire; nous avons
vu que certains chirurgiens la pratiquent sur des
enfants âgés de douze mois à peine. Pourquoi n'abais-
serait-on pas aussi l'âge de dix à douze ans au-dessous
duquel il est convenu comme dangereux de faire
l'orchidopexie? La seule objection valable est que la
migration spontanée peut encore se faire jusqu'à la
puberté; elle a sa valeur; mais nous ne voyons pas
bien un opérateur ayant fini une cure radicale de
hernie chez un enfant en âge de la subir d'après l'avis
presque unanime de tous les chirurgiens, cinq à six
ans par exemple, refermant la plaie opératoire en
laissant un testicule dans le canal inguinal, quand il
lui est loisible de lui donner une meilleure situation.
Sur les 120 ectopies testiculaires que nous avons
opérées, il n'y a pas eu un seul décès; les seules
suites opératoires ennuyeuses, et elles sont rares,
n'ont jamais été que l'hématome, si facile dans cette
région mal commode à comprimer après l'intervention,
et quelques suppurations chez des enfants malpropres.
Nous avons opéré des sujets qui n'avaient que quatre
ans; nous ne descendrions pas volontiers au-dessous
de cet âge pour les trois raisons suivantes : 1° la diffi
culté opératoire s'accroît à mesure que la dissection
des organes multiples composant le cordon, dont les
uns doivent être respectés et les autres sectionnés,
devient plus minutieuse en raison de leur petit
volume; 2° le manque de résistance des éléments à
conserver dans le cordon spermatique, sur lesquels

s'exercera une traction assez énergique, pourrait les faire céder, étant donnée leur gracilité; 3° la difficulté d'empêcher les enfants trop jeunes de souiller d'urines leur pansement peut entraîner des accidents septiques.

Si donc les autres méthodes doivent céder le pas à la chirurgie active, comment cette dernière doit-elle procéder ? Est-ce la castration ou l'orchidopexie ? Et, dans le cas de cette dernière, que doit-on fixer et à quoi faut-il fixer ?

Un testicule stérile au milieu de l'anneau inguinal ne deviendra pas fécond si on l'abaisse 5 centimètres plus bas, encore moins si on l'isole, le dépouille, le distend et l'embroche, ajoutant à l'arrêt de développement les méfaits du traumatisme opératoire. Le testicule ectopique est un organe mort, tôt ou tard, pour la fonction qui lui est dévolue. L'orchidopexie n'est pas une opération physiologique. La seule indication est de mettre le sujet à l'abri des complications inflammatoires ou néoplasiques, et le seul traitement est la castration. Ainsi s'exprime Félizet, partisan franchement déclaré de la suppression du testicule en ectopie. Nous ne reviendrons pas sur ce que nous avons dit plus haut au sujet de la récupération possible des fonctions spermatiques de la glande abaissée, sur l'augmentation de volume de l'organe, sur le retour de sa sensibilité spéciale, etc. ; nous n'ajouterons qu'un seul mot : en attendant que nous soyons mieux fixé sur la valeur fonctionnelle d'un testicule artificiellement descendu, nous estimons qu'au cours d'une cure radicale de hernie il n'est ni plus compliqué, ni plus difficile, ni guère plus long de faire une célorraphie qu'une castration ; en second lieu, qu'en cas d'ectopie double, il y a, en dehors de la fonction spermatique, une sécrétion interne, dont nous ignorons le mécanisme, mais dont on commence à comprendre la valeur, que nous devons conserver à tout prix à l'opéré.

Dans son livre, Lucas-Championnière écrit que, sur quinze ectopies, il a fait dix abaissements et fixations du testicule et cinq castrations. Ce qui lui fait admettre si facilement ce sacrifice, c'est qu'il a eu à enregistrer un cas de mortification du testicule sans suppuration ; il en conclut qu'il vaut mieux supprimer l'organe. Or on trouve précisément dans la description de sa technique opératoire, la raison de cet accident. Pour faciliter la descente artificielle de la glande séminale, Lucas-Championnière sectionne *tous les vaisseaux*, tout le cordon testiculaire, sauf le canal déférent. Sur les 120 cas que nous avons opérés en conservant soigneusement tous les vaisseaux du cordon, artères et veines des deux groupes, nous n'avons jamais observé de grangrène : la section de tous les autres tissus fibreux ou musculaires a suffi pour obtenir un abaissement satisfaisant, et nous avons toujours pensé que la suppression des vaisseaux d'un organe déjà en voie d'atrophie n'était pas en faveur du retour de ses fonctions glandulaires et de son développement naturel.

Les procédés opératoires mis en œuvre pour éviter la réascension du testicule sont assez nombreux. La difficulté, que les chirurgiens ont cherché à tourner, a toujours été la recherche du point d'appui auquel il était le plus avantageux de fixer l'organe. Watson Cheyne établit une potence métallique au périnée du patient et y fixe une anse de fil qui tire sur le testicule pendant onze jours. Tuffier passe un fil de caoutchouc de 3 millimètres de diamètre dans les lambeaux de la vaginale et l'attache avec des agrafes au genou de l'enfant. Il est inutile d'insister sur les imperfections de ces techniques compliquées.

John Wood fut le premier à fixer la vaginale péri-testiculaire au fond du scrotum et son procédé fut repris et perfectionné par Tuffier, qui s'en fit le défenseur. La célorraphie, qui prenait point d'appui sur la glande en la fixant par son albuginée, eut le mérite de nous démontrer l'innocuité de la transfixion du testicule et de ses enveloppes par des fils de toute nature. Les recherches expérimentales ont établi le fait pour la glande séminale, comme pour beaucoup d'autres glandes d'ailleurs ; quand bien même cette transfixion ne serait pas idéale, c'est-à-dire ne comprendrait pas l'albuginée seule, à l'exclusion de quelques tubes glandulaires enserrés dans l'anse du fil et destinés à s'atrophier dans la suite, il ne répugne nullement à l'esprit de croire (et l'expérimentation l'a prouvé) que la majeure partie de la glande restera en dehors du processus irritatif déterminé par la présence d'un fil aseptique.

Mais c'est là tout ce que la fixation du scrotum a donné, car, au point de vue du résultat thérapeutique, sa valeur est nulle. Il ne pouvait en être autrement : empêcher l'ascension d'un organe attiré par un cordon souvent trop court, en prenant point d'appui sur la chose la plus mobile qu'il soit possible de trouver parmi les tissus humains, sur la peau du scrotum, était purement chimérique, et le procédé était voué à un échec certain. Au bout de peu de jours, le scrotum ne tarde pas à s'invaginer en doigt de gant et remonte avec le testicule près de l'anneau : cet infundibulum cutané constitue une déformation disgracieuse et la glande reprend sa situation, exposée à tous les accidents pour lesquels l'opération a été tentée.

Richelot, Peyrot, Souligoux proposent la suture du

cordon aux piliers fibreux de l'orifice inguinal, en ayant soin de ne comprendre dans la suture que les parties superficielles du cordon. La chose est peut-être praticable chez l'adulte, mais, chez l'enfant, nous ne voyons guère la possibilité de manœuvrer entre ces deux écueils : ou ne prendre dans la suture que le tissu cellulaire lâche superficiel de la gaine cellulo-fibreuse qui entoure le cordon, et alors ce dernier remontera et le moyen sera sans efficacité; ou bien prendre point d'appui sur des organes plus résistants, comme le canal déférent ou les vaisseaux, et alors on risquera de les traverser, de les comprendre dans la ligature, et le moyen sera dangereux.

Les procédés de libération et de fixation du testicule que nous considérons comme indispensables et qu'il y a lieu d'employer simultanément dans toute orchidopexie correcte sont au nombre de cinq :

1° La *section des fibres crémastériennes et des trousseaux fibreux* qui, partant de l'épididyme, remontent jusque dans le canal inguinal; en un mot détruire tout ce qui n'est pas indispensable à la vie du testicule, tout, excepté le canal déférent, les artères, les veines et les nerfs.

2° La *suppression du conduit vagino-péritonéal*; en effet, ce n'est pas seulement exécuter la cure radicale préventive, c'est faire que le testicule ne remonte pas au delà d'une certaine limite, en remplaçant par une colonne de tissu cicatriciel la route glissante où la glande monte et descend tour à tour.

3° La *création d'une loge artificielle dans le tissu cellulaire du scrotum*, à l'aide du doigt qui effondre les plans cellulo-fibreux empêchant la descente. Nous devons cette manœuvre à Jalaguier, lequel a décrit une disposition anatomique spéciale formant une

barrière qui dépend de l'appareil élastique de suspen-
sion et de cloisonnement des bourses.

4° La *fermeture exacte de tout le trajet artificiel*
créé depuis l'anneau externe jusqu'au scrotum et la
condensation de tous les tissus autour du cordon de
manière que le testicule ne puisse remonter sur une
route devenue trop étroite ; en d'autres termes, le dernier temps de la cure radicale de la hernie, la suture des
piliers prolongée aussi bas que possible et ne laissant
que la place exactement nécessaire au logement du
cordon : si le procédé est d'une efficacité reconnue
pour éviter la descente de la hernie, il l'est également
pour obvier à l'ascension du testicule.

5° La *fixation du testicule*. En supprimant le conduit
vagino-péritonéal et en suturant exactement les piliers, temps opératoires de la hernie, d'une part ; en
sectionnant le crémaster et tous les tissus fibreux
qui retiennent le testicule et en faisant une loge dans
le scrotum, temps opératoires de l'orchidopexie, de
l'autre ; en appliquant simultanément tous ces procédés qui luttent chacun pour une part contre les difficultés que comporte la descente artificielle de l'organe en
ectopie, on échoue souvent ; l'échec n'est habituellement pas complet, mais fréquemment le testicule est
remonté à l'orifice externe du canal inguinal, à nouveau
sujet à des froissements, à des chocs, redevenu aussi
douloureux qu'avant. Et si l'on a ajouté la fixation de
la glande au fond du scrotum, les choses se passent de
même, pour peu que le cordon soit trop court ; il n'y
a guère que les cas où cet organe s'est facilement
laissé descendre, les cas où l'on a obtenu de lui un
allongement qui dépassait la partie la plus déclive
du scrotum, capables de donner un succès certain ;
or on sait que ce sont les plus rares.

Sebileau fixe le testicule par son albuginée à la

cloison des bourses et à la face profonde du derme scrotal. Sans avoir essayé ce moyen et sans vouloir en rien le
juger, nous craignons qu'il participe aux inconvénients
de la fixation scrotale de John Wood Nous avons en
1899 proposé un procédé opératoire tel que, dans tous
les cas, même les plus défavorables, le testicule ectopié
ne peut remonter plus haut qu'une ligne tangentielle
passant par la partie inférieure de la racine de la
verge. Dans la situation la plus désavantageuse qu'il
pourra occuper, il sera encore dans les bourses, à
leur partie supérieure, échappant aux pressions exté-
rieures, grâce à la mobilité des enveloppes scrotales,
mais jamais il ne remontera dans le pli de l'aine, encore
moins dans le canal inguinal.

La peau du scrotum, essentiellement mobile, étant
un point d'appui illusoire, où pouvait-on en chercher
un autre ? Nous avons pensé le trouver dans le testicule
du côté opposé. Mais, dira-t-on, c'est un organe également mobile. Aussi est-il plus exact de dire que
c'est la racine de la verge qui, *indirectement*, va être
le point d'appui. En unissant ensemble les deux
testicules dans les bourses, en les rendant solidaires,
nous convertissons ces deux organes, prolongés par
leurs cordons, en une sorte de fronde qui, dans son
ascension, sera toujours arrêtée par la racine de la verge
fixe sous la symphyse pubienne. Qu'une cause acciden-
telle ou permanente tire sur un testicule, elle aura
toujours, pour limiter son action, la tension du cordon
du côté opposé se réfléchissant sous la racine de la
verge, point fixe. Aussi le procédé est-il d'autant plus
applicable que l'ectopie est double, car ainsi l'équi-
libre est encore plus parfait. Or, nous avons remarqué
que, si l'ectopie inguinale est complète d'un côté, de
l'autre le testicule est presque toujours en état de migration incomplète et rarement tout à fait au fond des

bourses. En pratique, le testicule le plus descendu ne quitte pas la bourse de son côté, car nous laissons un autre obstacle à son déplacement latéral : c'est la cloison intertesticulaire, dont la fixité, quoique médiocre, est suffisante. Force donc est à la glande artificiellement descendue de rester accolée à sa congénère tout contre la cloison, et ne pouvant remonter, sous peine d'entraîner cette cloison même, que le testicule sain ne peut pas traverser.

Voici maintenant quel est le manuel opératoire : Tout se passe d'abord comme pour une cure radicale de hernie. Incision large du canal inguinal, dissection minutieuse du canal vagino-péritonéal, qui est fermé aussi haut que possible du côté du péritoine à l'aide d'une ligature, puis sectionné. On a conseillé de ne réséquer que la partie moyenne du canal vagino-péritonéal et, avec la partie inférieure, de reconstituer une tunique vaginale au testicule à l'aide d'une suture en bourse ; c'est ainsi que nous faisions au début de notre pratique ; mais, ayant observé consécutivement une hydrocèle chez un de nos malades, nous avons renoncé à cette manœuvre, qui ne faisait que prolonger l'opération, et nous supprimons toute la séreuse comme dans la cure radicale de l'hydrocèle.

Ensuite, tout ce qui n'est pas canal déférent, vaisseaux et nerfs du cordon, isolé sur une sonde cannelée, est sectionné aux ciseaux ; les quelques fibres crémastériennes restantes qui ont pu échapper au triage fait entre les organes à respecter et les tractus fibreux ou musculaires s'opposant à la descente, sont déchirées avec la pince. La cure radicale doit être achevée ensuite ; à l'exemple de Bassini, nous refaisons d'abord un plan profond de sutures entre l'arcade de Fallope et le tendon conjoint ; puis, après avoir couché sur ce plan le cordon libéré de ses adhérences, nous faisons la suture

des piliers commencée très haut et finie très bas :
très haut pour éviter les récidives de hernie qui peuvent
se faire sous forme d'éventration de la paroi abdominale en dehors du canal inguinal ; très bas pour barrer
la route au testicule plus volumineux que l'espace
laissé à ses vaisseaux nourriciers. Le tissu cellulaire
de la bourse correspondante est effondré à l'aide de
l'index, pour lui façonner une loge, et alors commence
la manœuvre opératoire qui doit conduire à la suture
des deux testicules.

Sans faire aucune incision nouvelle du côté opposé,
sans agrandir celle qui est strictement nécessaire
pour la cure de la hernie, nous repoussons, à travers
les téguments, le testicule normal, et, passant sous
la verge, le faisons saillir, coiffé de la cloison intertesticulaire, dans la plaie opératoire. Sur l'organe
même qui tend fortement les tissus, nous sectionnons
cette cloison jusqu'à ce que l'on distingue la vaginale
qui laisse transparaître l'albuginée, reconnaissable à
sa blancheur ; cette fente doit être assez petite pour
que le testicule sain ne fasse pas hernie à travers
et ne quitte pas sa loge. Alors, conservant l'organe
immobilisé dans la main gauche, nous traversons
la vaginale et l'albuginée seules autant que possible,
sans prendre de tissu glandulaire, à l'aide de deux fils
de soie. Ceux-ci sont à leur tour passés de la même
manière à travers l'albuginée du testicule ectopié,
qu'un aide s'efforce de faire descendre de son mieux,
et les fils sont noués. Il n'y a plus qu'à suturer la
peau de l'unique incision.

A la suite de l'orchidopexie, les accidents sont rares ;
le minimum d'abaissement obtenu répond à la partie
moyenne du scrotum, c'est-à-dire au-dessous d'une
ligne horizontale tangentielle à la partie inférieure
de la racine de la verge ; dans la moitié des cas, le

résultat est parfait et les glandes séminales sont au fond des bourses. Nous ne reviendrons pas sur les destinées ultérieures des testicules artificiellement descendus.

Nous avons eu plusieurs fois à remédier à une forme particulière d'ectopie : certains testicules ont accompli leur migration complète, mais sont retenus par des crémasters si puissants et si impressionnables qu'ils sont presque constamment remontés à l'orifice externe du canal inguinal ; si, de temps en temps, dans le sommeil, dans le décubitus, les crémasters se relâchent, à l'occasion du moindre effort, de la marche, d'une impression de froid, les deux testicules (car la disposition est toujours bilatérale) remontent brusquement aux anneaux. Ces testicules sont d'ailleurs normalement conformés, de volume en rapport avec l'âge de celui qui les porte, exempts toujours des accidents et complications que nous avons décrits antérieurement, mais ils sont douloureux : les enfants se plaignent de ne pouvoir marcher, courir, soulever le moindre fardeau, sans avoir les parties brutalement remontées et sensibles. Comme nous ne constations cliniquement dans ces cas aucune trace de hernie, nous ne pouvions conseiller le traitement, en somme assez compliqué, que nous venons de décrire. Aussi, pour réduire à son minimum le traumatisme chirurgical, nous avons, dans 19 cas, procédé de la façon suivante : à la partie inférieure et la plus déclive des bourses, une incision d'un centimètre et demi est pratiquée sur le raphé préalablement cocaïnisé ; les deux testicules descendus et maintenus côte à côte apparaissent dès qu'on a dissocié le tissu cellulaire scrotal ; un fil est passé d'emblée à travers les deux vaginales dans les deux albuginées ; un crin de florence unique suffit à fermer la plaie cutanée qu'une goutte

de stérésol ou de collodion protège ; et c'est tout.
Le patient, qui n'est nullement obligé de garder le lit,
est débarrassé des ennuis de son ectopie flottante ; les
crémasters sont et demeurent impuissants à faire
buter les testicules contre l'entrée du canal ; les accidents douloureux sont supprimés par un minimum
d'intervention possible.

TABLE DES MATIÈRES

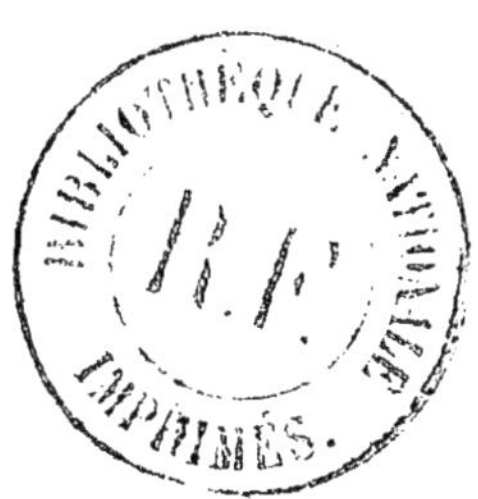